PSICOPATOLOGIA BÁSICA
ENTRE A ARTE E A CIÊNCIA

PSICOPATOLOGIA BÁSICA
ENTRE A ARTE E A CIÊNCIA

Kleber Francisco Meneghel Vargas

Sarvier, 1ª edição, 2024

Revisão
Maria Ofélia da Costa

Impressão e Acabamento
Digitop Gráfica Editora

Direitos Reservados
Nenhuma parte pode ser duplicada ou reproduzida sem expressa autorização do Editor.

sarvier

Sarvier Editora de Livros Médicos Ltda.
Rua Rita Joana de Sousa, nº 138 – Campo Belo
CEP 04601-060 – São Paulo – Brasil
Telefone (11) 5093-6966
sarvier@sarvier.com.br
www.sarvier.com.br

Dados Internacionais de Catalogação na Publicação (CIP)
(Câmara Brasileira do Livro, SP, Brasil)

Vargas, Kleber Francisco Meneghel
  Psicopatologia básica : entre a arte e a ciência / Kleber Francisco Meneghel Vargas. -- 1. ed. -- São Paulo : Sarvier Editora, 2024.

  Bibliografia.
  ISBN 978-65-5686-046-6

  1. Psicologia 2. Psicopatologia 3. Psiquiatria I. Título.

24-194016   CDD-154

Índices para catálogo sistemático:
1. Psicopatologia e psiquiatria : Psicologia   154
Tábata Alves da Silva – Bibliotecária – CRB-8/9253

PSICOPATOLOGIA BÁSICA
ENTRE A ARTE E A CIÊNCIA

Kleber Francisco Meneghel Vargas

Médico pela Faculdade Evangélica de Medicina do Paraná.

Psiquiatra pela Associação Brasileira de Psiquiatria/ Associação Médica Brasileira.

Professor da Faculdade de Medicina da Universidade Federal do Mato Grosso do Sul (UFMS).

Preceptor da Residência do HUMAP-UFMS. Pós-graduação em Dependências Químicas pela PUC-PR.

Mestre em Farmacologia pela Universidade Federal do Paraná.

Doutor em Saúde e Desenvolvimento pela Universidade Federal do Mato Grosso do Sul (UFMS).

sarvier

A vida é curta, a arte é longa,...

Hipócrates (460 a.C.-370 a.C.)

O valor de todos os estados mórbidos consiste no fato de mostrarem, com uma lente de aumento, certas condições que, apesar de normais, são dificilmente visíveis no estado normal.

Nietzsche (1844-1900)

Agradecimentos

Aos meus pais Kleber Soline Monteiro Vargas e Stela Maris Meneghel Vargas por todos os cuidados e exemplos que deram a mim e aos meus irmãos. Ao meu pai, por me ensinar o valor do esforço, do trabalho e pelo amor à Medicina, "um bom médico nunca deixa de ser médico." À minha mãe, pelo amor, carinho e por ter me ensinado sobre a beleza e a importância dos livros e das artes.

A todos os meus professores ao longo da minha vida, em especial aos mestres da Medicina e da Psiquiatria que me fizeram entender o sentido da ciência e da nobre arte, particularmente aos professores Sérgio Gevaerd, Hélio Anderson Tonelli, Roberto Andreatini, Petr Melnikov, Salvador Miranda Sá Junior e Juberty Antônio de Souza, a este também agradeço imensamente pelos conselhos e correções feitas nesta obra.

A todos os alunos de Medicina e residentes de Psiquiatria que me fizeram estudar e me ensinaram inúmeras vezes.

A todos os colegas psiquiatras que, em conversas e discussões, mostraram a complexidade do conhecimento e as formas diversas de enxergar alguns pontos de vista, em especial à minha amiga e colega Danusa Céspedes Guizzo.

A todos os pacientes que me deram a oportunidade de saber mais sobre a mente e a condição humana. Eles são a razão da existência da Medicina.

Por fim, à minha esposa Lubianka e à minha filha Ana Clara pela paciência e companheirismo e que são os amores da minha vida.

Prefácio

A verdadeira condição de humanidade não se deve ao domínio do fogo, à criação da roda ou mesmo da escrita. Foi somente a partir do momento que deixamos de pensar apenas em nossas necessidades e passamos a compartilhar nossas emoções e sentimentos, e com isso começamos a cuidar de nossos feridos e doentes, é que nos tornamos verdadeiramente evoluídos. A empatia é um dos segredos da evolução humana.

Colocar-se no lugar do outro, tentar imaginar não somente o que pensa, mas também o que sente é a definição de empatia, e essa é o que fundamenta as relações humanas saudáveis e a base da relação médico-paciente.

O método fenomenológico norteia a base da psicopatologia, pois, como diz Karl Jaspers, "nosso tema é o homem todo em sua enfermidade." Por isso é fundamental entender o fenômeno de forma que acontece em cada indivíduo, não esquecendo suas vivências, seus traumas, seus amores, sua história individual e seus traços de personalidade, seu conhecimento sobre si e sobre o mundo, sua cultura e também seu período histórico. Negar ou desmerecer esses fatores é não entender o indivíduo como único. Porém, de maneira alguma, isso diminui a importância do entendimento e da necessidade da diferenciação dos fenômenos psicopatológicos, que possuem uma universalidade em suas alterações, mas que são preenchidos com a história e variáveis de cada um.

Este livro se propõe a ser uma base de psicopatologia para estudantes de Medicina e Psicologia, residentes em Psiquiatria e jovens psiquiatras. Nele se compilou de forma didática e resumida o conhecimento de grandes mestres da área como Karl Jaspers, Emil Kraeplin, Henry Ey, Eugen Bleuler, Andrew Sims e os brasileiros Salvador Miranda Sá Junior, Isaías Paim, Elie Cheniaux e Paulo Dalgalarrondo. Inclusive um dos cuidados deste livro foi usar a rica e excelente literatura de psicopatologia nacional, assim como dar exemplos brasileiros também nos campos das artes e demais áreas, já que o livro se propõe a tecer uma relação, com finalidade didática, entre esses dois temas.

Modestamente, tentou-se dar algumas variações sobre alguns conceitos e temas para se procurar dar uma visão da experiência deste autor no campo da assistência médica, tanto em âmbito ambulatorial quanto hospitalar, como também no campo do ensino, já que se dedica à docência médica e à preceptoria da residência em Psiquiatria, além de atender há mais de duas décadas pacientes em ambulatórios, no consultório e em hospitais (geral e psiquiátrico).

Contando com a compreensão de eventuais equívocos, espera-se que esta literatura sirva de auxílio a quem precisar, principalmente aos neófitos na área, e que isso desperte o interesse na procura das obras clássicas sobre o tema. Que seja norteadora para o desejo de melhor atender àqueles que necessitem de nossa ajuda e que esta seja baseada na ciência, na arte, na ética e na filantropia.

Kleber Francisco Meneghel Vargas

Sumário

Capítulo 1	Psicopatologia e Arte	1
Capítulo 2	Conceitos Básicos	5
Capítulo 3	Aparência e Conduta	10
Capítulo 4	Consciência	19
Capítulo 5	Atenção	27
Capítulo 6	Sensopercepção	30
Capítulo 7	Orientação	35
Capítulo 8	Memória	37
Capítulo 9	Inteligência	41
Capítulo 10	Humor e Afeto	48
Capítulo 11	Pensamento	52
Capítulo 12	Linguagem	60
Capítulo 13	Psicomotricidade	65
Capítulo 14	Volição	70
Capítulo 15	Consciência do Eu	74
Capítulo 16	Pragmatismo	77
Capítulo 17	Prospecção	80

Capítulo 18   Imaginação 82

Capítulo 19   Julgamento 84

Capítulo 20   Autovaloração 87

Capítulo 21   Entrevista Psiquiátrica 90

Capítulo 22   O Normal e a Doença 101

Capítulo 23   Síndromes Neuropsiquiátricas 105

Capítulo 24   Síndromes Confusionais Agudas – *Delirium* 107

Capítulo 25   Síndromes Demenciais. 111

Capítulo 26   Síndromes do Neurodesenvolvimento 115

Capítulo 27   Síndromes Psicóticas 121

Capítulo 28   Síndromes Afetivas 130

Capítulo 29   Síndromes Obsessivo-compulsivas 139

Capítulo 30   Síndromes Alimentares 143

Capítulo 31   Síndromes de Dependências 148

Capítulo 32   Síndromes da Personalidade 153

Capítulo 33   Síndromes Fóbicas, Conversivas,
              Somáticas e Dissociativas 163

Capítulo 34   Síndromes do Sono-Vigília 169

Capítulo 35   Síndromes Relacionadas ao Sexo. 174

BIBLIOGRAFIA 180

CAPÍTULO 1

Psicopatologia e Arte

A psicopatologia é o estudo das alterações das chamadas funções mentais, dos estados mentais patológicos, deriva das palavras gregas *psychê*, *pathos* e *logos*, que possuem respectivamente como significados alma ou, em um sentido mais moderno, mente; a segunda parte pode significar sofrimento e que interessantemente pode significar paixão. Mas o que parece estar mais próximo, atualmente, seria algo definido como doença, porque podemos sofrer, e não necessariamente estarmos doentes. Um insucesso amoroso pode causar sofrimento, mas não necessariamente significa que o indivíduo esteja acometido de uma doença específica. E finalmente *logos* como sinônimo de conhecimento. Podemos, em uma livre tradução etimológica, definir como o conhecimento ou estudo das doenças da mente.

Esse ramo da Medicina é fundamental para se fazer o correto diagnóstico psiquiátrico, e sem o conhecimento profundo dessa matéria não conseguimos entender, definir, separar, em suma, fazer um correto diagnóstico e, consequentemente, arriscamos a efetuar um mau tratamento. Ela é uma das bases da Psiquiatria, que seria também constituída pela psicopatologia, empatia, psicoterapia e psicofarmacologia. Entende-se a empatia como a capacidade de se colocar no lugar do outro. A forma como tentamos pensar e sentir como o outro, e que pode levar a sentimentos como a compaixão ou a ansiedade, e que inclusive nos ajudam como ferramenta diagnóstica, mas que devemos ter cuidado, pois não estamos livres das contratransferências, que podem estar originadas em questões mal resolvidas em nós mesmos. Daí a importância da terapia como instrumento daqueles que trabalham com pessoas, especialmente os psiquiatras e os psicólogos, pois a terapia ajuda a evitar distorções na relação médico--paciente, que pode ocasionar erros diagnósticos, e má relação entre esses partícipes.

A empatia nos ajuda a criar vínculos com outro. E isso facilita, além do sentimento de confiança que o paciente deposita em seu médico, a produzir também no enfermo uma fala mais aberta sobre o que pensa e sobre o que sente. Assim, isso ajuda o entrevistador a ter um acesso mais amplo na mente do paciente.

A terceira parte dessa base é formada por duas subunidades, de igual importância, que seriam a Farmacologia e a Psicoterapia. Essas duas se entrelaçam de tal forma que poderia se dizer que são irmãs siamesas fundamentais para o bom desfecho do tratamento. O clínico habilidoso saberá e deverá utilizar as duas para o melhor desfecho clínico. Em suma, precisamos de empatia/vinculação, conhecimento psicopatológico, psicofarmacológico e psicoterápico para possuirmos capacidade de fazer uma boa consulta, no amplo sentido da palavra, do seu início ao fim.

E a arte, como defini-la? O termo vem do latim *ars*, e tem como significado técnica. O que faz sentir, que faz pensar. Mas isso também pode simplesmente expressar incompreensão ou até mesmo preconceito. Porém, como tudo na vida, podemos ao menos dizer que existem expressões artísticas de maior e menor qualidade, sem se passar por elitistas ou estar prejulgando. Lembramos também que a arte parece necessitar, na maioria das vezes, da sensibilidade e conhecimento de quem a observa.

Existem inúmeras formas de arte, com suas várias expressões. Temos na literatura obras universalmente aclamadas como Shakespeare, Dante, Dostoievski, Machado de Assis. Na pintura Picasso, Da Vinci, Klimt. Na arquitetura Gaudí, Niemeyer, Corbusier. Na música temos Mozart, Milles Davis, Jobim. Poderíamos enumerar mais de uma centena de grandes gênios das mais diversas formas artísticas e ainda correríamos o risco de deixar vários importantes nomes de fora. Além dessas, não podemos esquecer das expressões artísticas populares e específicas de determinadas culturas que são arte na sua definição mais ampla. Como nossa literatura de cordel, nossas canções gaúchas, nossas rodas de samba, ou as cerâmicas

Terena ou Kadiwéu. Indo além, como não admirar como a mais pura forma de arte os cantos grupais de etnias sul-africanas, o canto *gospel* nas igrejas afro-americanas ou o flamenco espanhol?

Qual seria a grande diferença entre nós e os demais animais? Além da ciência, provavelmente, a arte. Sabemos de aves construtoras, de chimpanzés que criam ferramentas, mas fazedores de arte, por enquanto neste mundo, só o homem. É essa particularidade que nos faz pensar que talvez, por meio da associação das artes e psique humana, possamos nos aproximar mais da psicopatologia.

Entender o conceito de ser humano é saber sobre nossa finitude e produzir arte. Nossos ancestrais já o sabiam quando na gruta de Lascaux (França), na serra da Capivara no interior do estado do Piauí ou ainda em Alcinópolis, interior do estado do Mato Grosso do Sul, deixaram suas pinturas rupestres, talvez não no intuito da arte, mas quem saberá? (Figuras 1.1, 1.2 e 1.3). O que importa é que parece existir um instinto humano em registrar, deixar sua marca para os que lhe vão suceder, e quando possível, por meio de registros arquitetônicos, em telas, livros ou o que parecer artístico. Pelo menos para alguns.

Grandes mestres da nossa Psiquiatria, como o professor Romildo Bueno, ensinaram que ler alguns clássicos da literatura ajudariam a entender mais psicopatologia do que alguns compêndios ou manuais psiquiátricos.

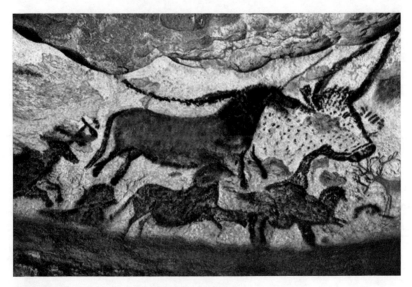

Figura 1.1 • Imagens rupestres de Lascaux.

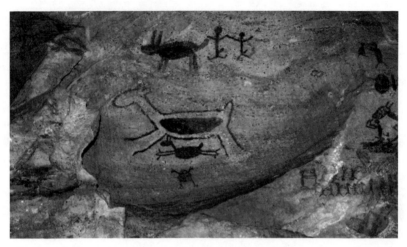

Figura 1.2 • Pintura rupestre da Serra da Capivara.

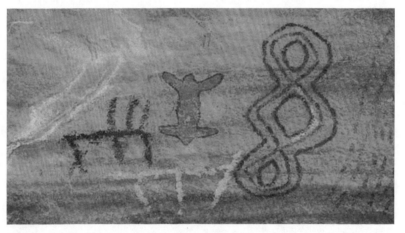

Figura 1.3 • Arte rupestre Gruta do Pitoco, Alcinópolis. Fonte: Marco Antonio dos Reis.

Despretensiosamente, este livro tem como objetivo facilitar essa relação, de forma alguma como substituto da necessidade de ler, ver, ouvir e sentir os clássicos, mas mais como estímulo para fazê-lo.

Cabe salientar que o estudo "psicológico" de personagens, como ressalta Miranda Sá Jr. (1988), seja de literatura, seja de teatro, lendas e outras formas, é sempre inconclusivo e insuficiente como material de raciocínio científico. Porém, o uso desses personagens fictícios e da arte, como um todo, pode tornar-se uma fonte inspiradora e didática inesgotável.

CAPÍTULO 2

Conceitos Básicos

Na psicopatologia são fundamentais o entendimento e a caracterização dos conceitos que definem as chamadas funções mentais, que de forma didática é subdividida para que se consiga melhor avaliar, entender, explicar e compreender a mente humana. Essa divisão também é de suma importância para as pesquisas, principalmente das neurociências, que cada vez mais dão subsídios para se entender o funcionamento normal da mente, assim como dão maior compreensão das doenças mentais.

Apesar de não haver um consenso universal nas definições da psicopatologia, existe uma tendência de que, em grande parte, se defina de forma muito semelhante esses conceitos, independente dos autores ou da escola psicopatológica. Aqui tentamos usar as definições e conceituações utilizadas pela maioria das grandes referências da área. Os próximos capítulos foram divididos nas funções mentais usualmente avaliadas durante a consulta de um paciente. Neste capítulo se fará a definição de alguns conceitos básicos para melhor entendimento de algumas nomenclaturas comumente usadas na psiquiatria e na psicologia.

Apesar de inúmeras possibilidades de definições e de divergências ideológicas, será usada neste livro a definição não cartesiana de divisão mente e corpo. Parece não ser crível haver essa separação, portanto trataremos a mente como a parte incorpórea e que possui relação direta com o corpo, em especial o cérebro, pois sem esse não parece ser possível ela existir ou, ao menos, iniciar-se.

A mente acaba sendo um produto da atividade cerebral em conjunto com a influência do corpo e do ambiente sobre seu próprio processo. Nela se incluem a consciência sobre si e sobre o ambiente, o pensamento, a sensopercepção, as memórias e demais atividades mentais que são interligadas entre si. A mente é o que pensamos que somos e o que pensamos que são os outros e o mundo. Ela é influenciada pelo conhecimento, pela idade, pela cultura e pelo período histórico e pessoal em que vivemos. A mente possui uma capacidade de flexibilidade e expansão contínua, como bem-dito pelo médico e polímata norte-americano Oliver Holmes Jr: "A mente que se abre a uma nova ideia jamais voltará ao seu tamanho original".

Define-se doença mental como o padecimento da mente do indivíduo, ou seja, o cérebro de um paciente com doença mental apresenta alterações, isoladas ou associadas, que podem ser estruturais, funcionais, genéticas ou moleculares. Essas desordens acabam gerando alterações nas funções mentais e no comportamento do indivíduo causando prejuízos a si ou a terceiros. De maneira geral, pode-se afirmar que a doença mental compromete o indivíduo para que ele consiga usar todo o seu possível potencial humano.

Um *transtorno* é o termo utilizado tanto pela Organização Mundial da Saúde (OMS) quanto pela Associação Psiquiátrica Americana (APA) e faz referência ao verbo transtornar (desorganizar) e relaciona-se com anormalidade, sofrimento ou comprometimento de ordem psicológica e/ou mental. O termo, apesar de amplamente utilizado e ter a pretensão de substituir o termo doença mental, pois, segundo alguns críticos, seriam poucos os quadros psiquiátricos que possuiriam características de uma doença no sentido usual, é pouco preciso e vago. Parece haver mais uma questão ideológica sobre esse tema do que propriamente uma razão conceitual real.

Segundo a conceituação de Sá Junior (1988), o termo *fase* deve ser definido como alterações específicas de uma doença mental que se iniciam de forma lenta e progressiva, de dias a semanas, em algumas situações até meses, e que possuem também um retorno progressivo ao estado pré-mórbido. Um exemplo seria a fase depressiva de um paciente com transtorno afetivo bipolar.

Já no *episódio*, *crise* ou *ataque*, ocorre o surgimento agudo dos sintomas que dura de alguns minutos a horas e tem sua remissão de forma abrupta, como, por exemplo, uma crise de pânico.

O termo *estado* se refere a situações mentais crônicas, como o estado demencial ou o retardo mental.

As reações são alterações agudas devido a um estressor súbito, como reações conversivas decorrentes de um desentendimento interpessoal. Já as chamadas reações vivenciais são aquelas alterações mentais e comportamentais compreensíveis e esperadas, do ponto de vista psicológico, que ocorrem nas pessoas em determinadas situações, como, por exemplo, ficar triste diante de uma situação de luto. O filme "500 Dias com Ela" (2009) versa as reações vivenciais e a superação do protagonista em lidar com o término de uma relação (Figura 2.1).

O surto ocorre de forma aguda e repentina e tende a produzir sequelas (irreversíveis ou não) ao indivíduo e pode durar dias a meses, como exemplo, um surto psicótico (Simões, 2012).

O pródromo seria um período anterior ao quadro clássico da doença e caracteriza-se por uma mudança insidiosa e inicialmente discreta antes da abertura do quadro, como, por exemplo, alguns pacientes que antes de abrirem um quadro psicótico crônico, como a esquizofrenia, começam a se isolar e a ter ideias e comportamentos excêntricos, com o conteúdo centrado em desconfianças, esoterismo, misticismo, religiões ou questões filosóficas. O trema seria um período prodrômico específico da esquizofrenia de "humor delirante", segundo Conrad (1963) isso seria uma sensação difusa e sentimento de estranhamento e perplexidade que antecederia o início claro dos sintomas psicóticos, o indivíduo sente que algo está por acontecer, mas ainda não sabe o que está por vir.

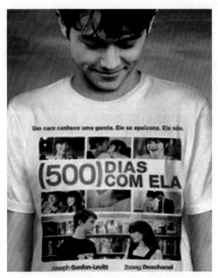

Figura 2.1 • "500 Dias com Ela" – direção de Marc Webb.

As síndromes são um conjunto de sinais e sintomas característicos de um determinado quadro, que habitualmente estão associadas, mas que podem ter causas variadas. Existe também a possibilidade de etiologias semelhantes causarem sinais e sintomas diversos. Essas duas possibilidades sãos bastante prevalentes nas doenças mentais.

O retardo ou deficiência mental refere-se a um quadro de atraso no desenvolvimento neurocognitivo esperado para a idade e que limita o indivíduo para alguns ou vários aspectos da vida, principalmente o funcionamento adaptativo devido à incapacidade intelectual, que pode ser melhorada, mas sempre é irreversível.

Já na demência ocorre perda cognitiva em um indivíduo com um nível prévio de funcionamento maior do que aquele antes do início do quadro, podendo ser reversível ou irreversível.

Os mecanismos de defesa psicológicos são formas que os indivíduos, segundo a teoria psicanalítica, têm de lidar de maneira inconsciente com situações estressantes e têm como função proteger o indivíduo de exigências do id (inconsciente) e da realidade.

Esses mecanismos visam alcançar um reequilíbrio entre as realidades internas e externas, autorregular e satisfazer os impulsos, adaptar-se com a sociedade, desenvolver corretamente a personalidade e proteger o equilíbrio emocional (Arrufat, 2020).

Esses mecanismos podem ser divididos em primários (são mais imaturos e aparecem nas primeiras fases da vida) e secundários (mais maduros e surgem em fases mais finais do desenvolvimento).

Alguns exemplos de mecanismos de defesa primários são: retraimento (uso da fantasia e dos sonhos para evitar contato com uma realidade estressante), negação (há rejeição de fatos reais considerados inaceitáveis), controle onipotente (crença de que não recebe influência de outras pessoas), idealização (visão idealizada de uma outra pessoa), projeção (atribuição de ideias, sentimentos e desejos indesejáveis para outra pessoa), introjeção (incorporação de comportamentos e maneiras de outra pessoa), identificação projetiva (justificação para si do comportamento de outra pessoa), excisão (divisão rígida entre pessoas "boas e más") e dissociação (representação diferente de si mesmo para lidar com situação estressora).

Alguns exemplos de mecanismos de defesa secundários são: repressão (ato voluntário de omitir ou esquecer determinados pensamentos, sentimentos e desejos), regressão (retorno a comportamentos mais infantis), isolamento (separação dos pensamentos das emoções), intelectualização (reconhecimento de um afeto, mas com incapacidade de senti-lo), racionalização (justificação racional de fatos inaceitáveis para poder justificá-los), compartimentalização (separação de duas ideias ou comportamentos antagônicos que existam ao mesmo tempo), anulação (anular uma ideia ou comportamento por meio de comportamentos compensatórios), virar contra si mesmo (direcionamento de emoções e sentimentos para uma pessoa para si mesmo), deslocamento (direcionamento de emoções de um objeto para outro foco), formação reativa (modificar uma emoção ou sentimento para seu oposto), inversão (mudança de uma atitude passiva para uma atitude ativa), atuação ou *acting-out* (expressão de conflitos inconscientes ou desejo por meio de ações), sexualização (sensações ruins são transformadas em agradáveis) e sublimação (o mecanismo de defesa mais maduro que transforma os estímulos e impulsos primitivos em comportamentos aceitáveis e úteis à sociedade).

CAPÍTULO 3

Aparência e Conduta

Iniciamos as funções mentais com a aparência e a atitude, pois, sem dúvida, são, por motivos óbvios, os primeiros itens que observamos no paciente. E elas podem informar muito, pois, por meio da aparência, podemos observar a higiene pessoal, a vestimenta, possíveis alterações físicas, e na conduta avaliamos a forma como o paciente se comporta com o entrevistador, dando sinais indiretos do estado do afeto e do pensamento. Por exemplo, se o paciente se apresenta sujo em demasia, com odor fétido, pode-se pensar em situações de maus-tratos, condições de extrema miséria, como ocorrem em andarilhos e mendigos, em esquizofrênicos hebefrênicos ou residuais, pacientes com retardo mental moderado e grave, depressões graves, quadros catatônicos, quadros demenciais e até mesmo quadros de etiologia somática, como sequela de lesões vasculares ou de traumas cranianos. Em todas essas condições descritas, podem ocorrer dificuldades de autocuidados ou mesmo negligência com esse aspecto.

É importante observar se as vestes do paciente estão de acordo com clima e ocasião. Não é incomum pacientes esquizofrênicos, com prováveis alterações hipotalâmicas, apresentarem-se dissonantes da temperatura ambiente, às vezes, agasalhados em excesso quando estão em ambientes com temperaturas elevadas, ou o contrário, quase ou até mesmo desnudos em temperaturas frias.

"O Louco" (Figura 3.1), obra do pintor espanhol Pablo Picasso, demonstra de forma magistral por meio de sua aquarela um personagem que parece ter vida, quase como o "Davi" de Michelangelo (Figura 3.2),

Aparência e Conduta

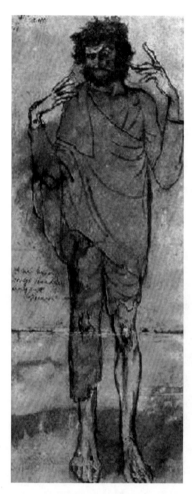

Figura 3.1 • O Louco, de Picasso (1904).

que segundo a lenda foi solicitado pelo mestre renascentista a *parlare* após ser finalizado, devido à sua extrema perfeição. O desenho de Picasso faz com que tenhamos a impressão de que podemos ouvi-lo falando sozinho (solilóquio). O personagem de Picasso apresenta suas vestes mal-ajambradas, puídas, rasgadas, desproporcionais ao seu tamanho. Sobre a camisa usa uma forma de túnica que faz lembrar um Cristo ou um profeta. Teria sido essa a intenção? Não são incomuns os delírios místicos-religiosos em pacientes psicóticos, com milhares de casos observados de novos messias, ou alguns até mesmo acreditarem ser o próprio Criador. A habilidade de Picasso está em apresentar, por meio de traços simples de um desenho, um verdadeiro tratado sobre quadros psicóticos.

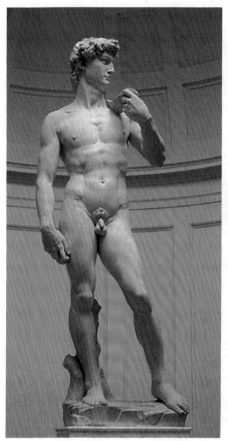

Figura 3.2 • Davi (1504), de Michelangelo.

Podemos por meio da aparência de um paciente suspeitar de vários fatores, como, por exemplo, os deprimidos que classicamente acabam, nos casos mais graves, a não tomar banho, pentear os cabelos, fazer a barba, ou deixá-la desgrenhada, no caso dos homens. As mulheres podem deixar de se arrumar com mais cuidado, não colorindo os cabelos, não fazendo as unhas, ou não se maquiando, caso tivessem esse hábito anteriormente. É muito importante ressaltar que, às vezes, mesmo pacientes muito deprimidos não deixam de manter esses cuidados pessoais.

Pacientes com alterações de impulsos ou transtornos de personalidade, como classicamente no caso daqueles com diagnóstico de transtorno de personalidade *borderline*, podem causar autolesões em algumas regiões do corpo e querer escondê-las com o uso de roupas compridas. Outra situação semelhante pode ser observada em pacientes com anorexia nervosa. O emagrecimento pode ser mascarado com o uso de roupas largas e casacos, outras vezes esse recurso é utilizado para diminuir o desconforto térmico, já que muito emagrecidos, algumas vezes, não possuem quantidade mínima de gordura subcutânea para conseguirem manter uma temperatura corporal adequada, mesmo quando as temperaturas se encontram altas.

Além disso, na prática clínica, observam-se, algumas vezes, pacientes do sexo feminino vestidas de maneira sedutora, ou extremamente maquiadas. Isso pode ocorrer em casos de pacientes em fases hipomaníacas ou maníacas ou em histriônicas. Obviamente, nem toda mulher maquiada em excesso ou com roupas mais sensuais estará em tal estado, ou possui alteração de personalidade, mas é uma observação que o examinador deve estar atento, pois junto com outros sinais e sintomas podem ter um significado.

É importante salientar que parte dos pacientes em estados eufóricos, ou com alguma alteração de transtorno de personalidade, não apresenta tal alteração na forma de vestir ou de se maquiar, porém, o examinador atento deve observar essas situações, pois isso lhe dará subsídios em seu diagnóstico clínico quando ocorrer. Uma maneira de tentar diminuir o risco de erros é perguntar para acompanhantes ou familiares sobre o modo habitual de agir e de se vestir ou se maquiar do paciente.

Se ocorreram mudanças drásticas associadas a alterações no humor e comportamento, isso faz pensar em quadros clínicos mais do que traços, ou mesmo alterações patológicas da personalidade. Uma pintura que parece representar o que seria uma *femme fatale* é a tela do pintor austríaco Gustav Klimt. A pintura representa a personagem bíblica de Judite. Seu olhar é um misto de provocação e sensualidade. Há exagero na expressão, quase um êxtase que contraria os sentimentos de alguém com uma cabeça decepada em suas mãos. Como a boa arte, que antevê o que os outros não conseguem deslumbrar, a pintura poderia ser uma previsão do justo empoderamento feminino que já começava a aparecer no início do século XX, chamado, por alguns, de primeira onda feminista (Figura 3.3).

A cabeça do general assírio Holofernes talvez seja uma representação do machismo, que estava sendo decepada pelas mãos de uma nova mulher que surgia, mais ciente de suas capacidades e exigindo justamente seus direitos. Para fins didáticos, nessa obra se poderia dar um exemplo de uma *fáscies sedutora* e *desafiadora*.

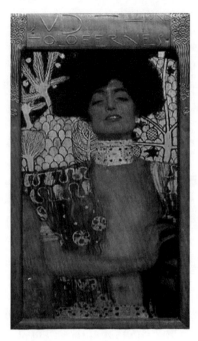

Figura 3.3 • Judith I (1901), de Gustav Klimt.

Os tipos de condutas que podemos encontrar nos pacientes são:

- **Cooperativa**: seria a mais esperada, o paciente tem uma postura amistosa e colabora com o entrevistador. Obviamente, existem as diferenças decorrentes da personalidade, da idade, cultura e intimidade que fazem essa mesma postura amigável ter pequenas diferenças, mas, de forma geral, o paciente demonstra estar disposto a colaborar com os questionamentos feitos pelo entrevistador.

- **Beligerante**: o paciente apresenta-se agressivo, provocador, demonstra insatisfação e motivação para discutir ou mesmo brigar. Esse comportamento pode estar relacionado à própria personalidade do paciente, como também em casos de alguns transtornos de personalidade, por exemplo, no transtorno *borderline* de personalidade, ou ao transtorno antissocial, em pacientes psicóticos ou em episódio de mania. A conduta do examinador deve ser calma, mas firme, e principalmente de proteção a si e, caso observe que exista um risco eminente de agressividade, deve solicitar ajuda da equipe auxiliar.

- **Lamuriosa**: o paciente se lamenta excessivamente, apresenta um discurso onde tudo está ruim, tem múltiplas queixas e, geralmente, possui um pessimismo com relação ao futuro e com o próprio tratamento. Esse tipo de situação pode ocorrer em pacientes com quadros depressivos, principalmente nos casos crônicos, como na distimia. Também pode ser a conduta de pacientes ansiosos, hipocondríacos, com quadros conversivos e no transtorno de personalidade histriônica.

- **Hostil**: o indivíduo por meio da mímica, das palavras ou da maneira de falar demonstra irritabilidade, mostra-se rude e descortês, podendo fazer ameaças de forma velada ou direta contra o examinador. Isso pode ocorrer em situações em que o paciente se sinta ameaçado, sinta medo ou acredite estar sendo prejudicado ou injustiçado. Em quadros psicóticos e maníacos, assim como em dependentes químicos, isso pode ocorrer devido à incapacidade de perceberem, parcial ou totalmente, seu padecimento.

- **Suspicaz**: o indivíduo encontra-se desconfiado e fica pouco à vontade. É comum ocorrer em pacientes paranoides, que podem acreditar existir um complô contra si, ou que exista algum objetivo escuso na consulta, ou que possa ser prejudicado de alguma maneira.

- **Gliscroide**: o paciente possui uma fala minuciosa, circunstancial. O paciente mantém uma atitude "pegajosa", inconveniente. Acreditava-se que era típica de alguns pacientes epilépticos ("personalidade epiléptica"), hoje se sabe que não possui uma relação direta com a epilepsia.

- **Dramática ou teatral**: caracteriza-se pelo exagero das emoções, tudo parece ser em demasia, percebe-se artificialidade das emoções expressas. Pode ocorrer em pacientes com traços ou personalidade histriônica, em oligofrênicos e em simuladores.

- **Pueril**: é infantilizada, o paciente demonstra um comportamento que não condiz com sua idade cronológica, podendo ser percebida pela mímica facial por meio do olhar vago, sorriso alvar, comportamento submisso ou, ao contrário, um comportamento de birra. Pode ocorrer em pacientes com retardo mental, esquizofrenia hebefrênica e personalidades dependentes.

- **Amaneirada**: a pessoa tem trejeitos para falar, para gesticular e/ou nas suas expressões faciais. O indivíduo fala de forma rebuscada e pouco natural, apresenta formalidade forçada ou tenta falar "difícil", usando termos pouco usuais para conversas informais. Pode ocorrer em pacientes com retardo mental leve ou inteligência limítrofe que tentam compensar seu déficit intelectual, em esquizofrênicos e pacientes com transtorno de personalidade anancástica ou no transtorno de espectro autista.

- **Querelante ou reivindicativa**: o paciente acredita estar sendo prejudicado, ou que não estão sendo respeitados seus direitos. Pode ocorrer em pacientes com personalidade paranoide, transtorno delirante, esquizofrênicos e dependentes químicos.

- **Arrogante:** há demonstração de desprezo ao outro, o indivíduo parece se sentir superior, tratando o examinador como alguém de menor importância. Esse comportamento pode ocorrer em pacientes em mania ou em alguns transtornos de personalidade como o narcisista, antissocial ou *borderline*.

- **Evasiva**: o paciente responde aos questionamentos de forma vaga, superficial ou, algumas vezes, seleciona as perguntas que responde. Pode acontecer em pacientes com traços paranoides, psicóticos, oligofrênicos, no transtorno de espectro autista e naqueles com fobia social.

- **Invasiva**: ocorre quando o paciente busca mostrar uma intimidade que não possui com o médico e acaba fazendo comentários ou perguntas pessoais ao examinador. Às vezes, o paciente pode querer tocar, abraçar ou ter algum tipo de contato físico com o examinador de forma inadequada e não natural. Pode ocorrer em pacientes em mania e nos transtornos de personalidade histriônica.

- **Inibida**: o paciente demonstra estar pouco à vontade, tende a não encarar o médico, tem uma psicomotricidade retraída e tende a falar em um tom de voz mais baixo. Pode ocorrer em pacientes tímidos, mas também naqueles com fobia social, depressão, retardo mental e transtorno de personalidade dependente.

- **Desinibida**: o indivíduo demonstra estar muito à vontade para falar de assuntos pessoais, até mesmo sobre aspectos íntimos de sua vida, sem demonstrar constrangimento. Pode ocorrer em pacientes em fase maníaca, nas personalidades histriônicas e *borderline*.

- **Jocosa**: o paciente tende a brincar de forma exagerada com as pessoas e a fazer piadas ou comentários recheados de humor. Pode ser uma postura defensiva em alguns pacientes para lidar com situações nas quais se sente estressado e pouco à vontade. Assim como pode ocorrer na atitude *irônica* na qual o paciente usa o humor de forma sarcástica e apresenta-se um tanto arrogante, demonstrando indiretamente agressividade, mas de forma mais velada.

- **Sedutora**: pode ser desde a tentativa de atrair sexualmente o examinador como também elogiar de forma exagerada as qualidades físicas, cógnitas e profissionais do médico. Pode ocorrer para se obter algum ganho, como alta médica, atestado médico, algum tipo de benefício ou passa por fantasias de controle por parte do paciente. Outras situações ocorrem em pacientes em mania, com satirismo ou ninfomania, simuladores, personalidades histriônicas e *borderline* e até em dependentes químicos que desejem uma alta hospitalar.

- **Dissimulada**: o paciente tenta encobrir os sintomas, como, por exemplo, o psicótico que, mesmo mantendo alucinações auditivas, nega estar escutando vozes, ou aquele com depressão grave e ideação suicida e que nega apresentar a ideia suicida por querer evitar uma internação. O inverso seria a atitude *simuladora*, na qual o paciente tenta convencer o psiquiatra que possui algum tipo de sintoma. Isso pode ocorrer devido à tentativa de ganhos primários ou secundários, também em uma simulação para tentar conseguir algum benefício, ou nos quadros de Munchausen, com ou sem procuração, em pacientes com quadros dissociativos e conversivos e nos histriônicos.

- **Indiferente**: é aquela na qual o paciente demonstra desinteresse ou aparente falta de preocupação com seus sintomas. É clássica a descrição da *belle indifference* nos quadros conversivos e dissociativos de pacientes com personalidade histriônica. Também pode acontecer naqueles com quadros depressivos e com demências e, ainda, em quadros de *delirium*.

- **Manipuladora**: o entrevistado tenta fazer com que o médico atenda suas vontades usando alguma forma de chantagem emocional ou de ameaças veladas ou mesmo explícitas.

- **Expansiva**: o paciente demonstra muito interesse no contato social, mas de forma exagerada, falando muito, demonstrando muito prazer em estar conversando, podendo tratar o médico de forma íntima.

- **De fuga**: o paciente foge do contato com o médico, demonstrando extremo desconforto ou medo. Geralmente ocorrem em quadros psicóticos.

- **Reação de último momento**: é quando o indivíduo demonstra pouca colaboração com o examinador, até mesmo podendo apresentar negativismo durante toda a consulta, e quando o médico decide encerrar a entrevista o paciente começa a cooperar e a falar sobre o que havia sido inquirido. Pode ocorrer em pacientes catatônicos.

CAPÍTULO 4

Consciência

A consciência, discutida neste capítulo, tem o significado de vigilância neurológica, e não consciência no sentido moral, ou sentido de percepção de estar acometido de uma doença, que será descrita na parte de consciência de morbidade, nem mesmo da consciência do eu, que também será discorrida em outro capítulo. A consciência, do ponto de vista neurológico, tem a ver com a quantidade e qualidade de estado de alerta com relação ao mundo externo e a integração dessas sensações com o meio interno por meio de sua compreensão. Ao dividirmos a consciência quantitativamente, sua "menor" intensidade se encontra nos casos comatosos, onde se perde a resposta total ou quase total com o meio externo. Podemos ter como referência a escala de coma de Glasgow (Quadro 4.1) que quantifica em uma pontuação de três a quinze pontos, a partir das melhores respostas oculares, verbais e motoras do indivíduo examinado.

A escala foi criada em 1974 por Graham Teasdale e Bryan Jennett, professores de neurologia na Universidade de Glasgow, daí o nome da referida escala. Apesar de ter sido criada para se avaliar o nível de consciência em situações de traumatismo cranioencefálico (TCE), é hoje utilizada como um instrumento prático para a avaliação quantitativa da consciência, independentemente de haver ou não um trauma ou outra condição que altere essa função.

Pode-se afirmar que a consciência é o grande maestro das funções mentais, por dois motivos principais. O primeiro é que todas as outras partes podem ser alteradas, caso a consciência se altere, como memória, atenção, humor, pensamento, volição, enfim todas. Basta um rebaixamen-

Quadro 4.1 • Escala de coma de Glasgow.

	Variáveis	Escore
Abertura ocular	Espontânea	4
	À voz	3
	À dor	2
	Nenhuma	1
Resposta verbal	Orientada	5
	Confusa	4
	Palavras inapropriadas	3
	Palavras incompreensivas	2
	Nenhuma	1
Resposta motora	Obedece comandos	6
	Localiza dor	5
	Movimento de retirada	4
	Flexão anormal	3
	Extensão anormal	2
	Nenhuma	1

to no nível de *consciência* para que seja possível observar desatenção, ilusões, delírios ou outras alterações patológicas. É importante frisar que não existe nenhum quadro psiquiátrico "puro" que leve à alteração quantitativa do nível de consciência, quando isso ocorre estamos diante de um quadro chamado *delirium*. Nesse transtorno existe, além da alteração da consciência, sua clássica flutuação. Há momentos que o paciente parece alerta e, em questão de alguns minutos ou horas, parece sonolento, torporoso ou mesmo agitado e agressivo.

A consciência pode ser de forma quantitativa descrita como *vígil*, em que o paciente apresenta a consciência de forma clara às vivências psíquicas e sem distorções. Se ocorrer diminuição do nível de consciência mais superficial chamamos de *obnubilação* e a alteração em um nível mais profundo é *torpor*, nesse estado o paciente aparenta estar dormindo e para ser despertado precisa de estímulos mais intensos. O estado mais profundo de diminuição do nível de consciência é o *coma*, que pode ser o *coma superficial* no qual o paciente não é responsivo, mas apresenta respostas motoras e/ou verbais desorganizadas quando estimulado e o *coma profundo* no qual há total ausência de resposta motora ou verbal.

A causa-base de um quadro de *delirium* (que deriva das palavras *de*: fora e *lirium*: sulco, ou seja, fora da linha, fora de si) é sempre somática, essa palavra, segundo o professor Salvador Sá Jr. seria mais bem utilizada do que causa orgânica, já que as doenças mentais também possuem uma base orgânica.

Deve-se sempre excluir causas somáticas antes de fecharmos diagnósticos psiquiátricos. Não se pode falar em transtorno de pânico em pacientes com o diagnóstico de feocromocitoma (tumor dos suprarrenais produtores de catecolaminas que podem mimetizar crises agudas de ansiedade como pânico). Da mesma maneira, não se deve diagnosticar síndrome psicótica em paciente com delírios e alterações comportamentais de início agudo apresentando um exame de imagem encefálica no qual se visualiza um tumor cerebral em região frontal (área cerebral importante para tomadas de decisões, planejamento de ações e um dos responsáveis pela capacidade de abstração do pensamento). Ou afirmar que um paciente possua depressão por apresentar sintomas de hipobulia, fadiga intensa, alteração do apetite e tenha hipotireoidismo importante (sintomas comuns em pacientes com baixa produção de hormônios tireoidianos). Nesse exemplo fica claro que a clínica para quadro depressivo está incompleta, mas serve mais como uma forma de exemplificar situações clínicas que muitas vezes podem ser confundidas.

Pode-se resumir da seguinte maneira, sempre devemos descartar causas somáticas antes de diagnosticar doenças mentais, e quando ocorre alteração do nível quantitativo de consciência deve-se procurar uma etiologia clínica responsável por esse desajuste.

O quadro *Guernica* (Figura 4.1), de Pablo Picasso, exposto no museu Reina Sofia, em Madri, é um manifesto do artista espanhol contra as guerras. O pintor o fez como forma de protesto para que o mundo todo soubesse dos horrores cometidos na Guerra Civil Espanhola. É um ícone do antimilitarismo, do antifascismo e uma bandeira contra a violência. Na obra pode-se perceber a dor da mãe, no canto esquerdo da tela, com a criança já sem vida nos seus braços, a visão do cavalo assustado, como se estivesse correndo sem direção acuado pelas bombas e pela destruição. Podem-se observar figuras fantasmagóricas como o rosto que surge como um espectro, logo abaixo da mão que segura um candeeiro, que ilumina parte da cena, que parece mostrar que apesar de tudo há esperança, que é preciso continuar. Mas qual a relação que se pode obter desse quadro com

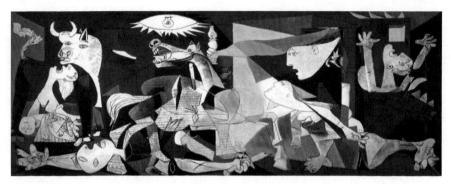

Figura 4.1 • *Guernica* (1937), de Pablo Picasso.

episódios de alterações cerebrais agudas? Pacientes que apresentam quadros confusionais agudos, além da clássica flutuação de consciência, também podem apresentar ilusões visuais (alteração da sensopercepção em que se tem a percepção sem haver um estímulo real) e perceber imagens distorcidas, apresentar ilusões e alucinações, como se estivessem vivenciando um pesadelo.

No caso exemplificado, o paciente em *delirium* pode apresentar alucinações visuais, um tipo comum no caso do *delirium tremens* (causado pela abstinência do álcool), que são as zoopsias (visão de animais, geralmente de pequeno tamanho, como lagartixa, baratas e ratos). Também podem ocorrer delírios, normalmente não estruturados e de temática persecutória e referencial.

Além disso, pacientes podem apresentar dificuldades em manter a atenção e muitas vezes ficam desorientados no tempo e espaço. Parte dos pacientes após passarem por esse quadro não se recordam do tempo que ficaram alterados, alguns podem lembrar de períodos, e outros ter a sensação de que estavam "meio sonhando, meio acordado", como em um estado onírico de consciência, comum em pacientes com crises epilépticas não convulsivas, principalmente de foco em lobos temporais.

A tela pode representar para fins didáticos (e por livre interpretação) o que um paciente em *delirium* observa em seu estado de consciência alterado, sentindo a mesma angústia e medo. Lembrar que nos quadros de *delirium* chamados hipoativos o paciente apresenta quadro de sonolência excessiva, pouco comunicativo e alheio ao meio externo, já nos quadros hiperativos o indivíduo fica agitado, pode gritar, estranhar as pessoas e até ficar agressivo. O subtipo mais comum do *delirium* é o misto, no qual se intercalam períodos de inquietação motora e períodos de sonolência ou aparente ensimesmamento.

Uma situação em que a consciência está alterada, mas não patologicamente, é quando se dorme. Nessa situação o indivíduo tem um estado de inconsciência natural e pode ser despertado por meio de estímulos externos. O sono é dividido em sono REM (*rapyd eyes moviment*), chamado sono não sincronizado, em que ocorre a maioria dos sonhos (alteração qualitativa da consciência) e não REM, o sono sincronizado, este é subdividido em: estágio 1, estágio 2 e estágio 3, respectivamente, fases mais profundas do sono. Cada fase apresenta características específicas no eletroencefalograma, demonstrando alterações na fisiologia normal do cérebro quando estamos dormindo.

O livro Sono (2015), do escritor japonês Haruki Murakami, é um conto surreal sobre um personagem que fica vários dias sem dormir e a partir daí começa a apresentar uma série de alterações, que podem ser interpretadas de diversas formas, mas que aproveitamos para lembrar que a falta de sono pode provocar inúmeras alterações mentais, desde irritabilidade, até alterações na sensopercepção. A insônia é uma das queixas mais comuns nos pacientes. Pacientes deprimidos classicamente possuem insônia final, pacientes ansiosos insônia inicial, esquizofrênicos podem trocar o ciclo sono-vigília e pacientes em mania podem diminuir significativamente a quantidade total de sono, podendo dormir apenas poucas horas por dia.

Existem as chamadas alterações qualitativas da consciência, essas são caracterizadas por uma alteração parcial, ocorre um estreitamento, como se o indivíduo aparentasse estar vígil, mas não conseguisse ter a percepção de tudo. Uma forma de estreitamento da consciência ocorre nos quadros dissociativos, em que o indivíduo é acometido, geralmente, de grande tensão psicológica, e nessa situação algumas pessoas predispostas, normalmente com traços, ou mesmo personalidade histriônica ou ansiosos, acabam dissociando a capacidade de integração do eu. Acredita-se que isso sirva como um mecanismo de defesa para a proteção do indivíduo a algumas situações consideradas extremamente difíceis de suportar. Apesar de poder acontecer, menos usualmente, em pessoas sem essas características, uma quebra da unidade psíquica pode gerar alterações comportamentais, que servem como uma proteção, mas menos madura, de lidar com alguns estressores.

No *estado de transe* ocorre a dissociação da consciência e normalmente está relacionado a questões culturais e religiosas. Nessa situação, a pessoa apresenta estreitamento da consciência em relação ao ambiente e tem comportamentos estereotipados.

Algumas drogas, como o LSD, também podem causar estados dissociativos temporários. A música dos Beatles intitulada *Lucy in the sky with diamonds* parece descrever as ações dessa droga como um perturbador da atividade mental, apesar de a banda sempre ter negado que a canção tenha sido inspirada no uso desse psicodisléptico. A seguir um trecho da referida música:

> Picture yourself in a boat on a river
> With tangerine trees and marmalade skies
> Somebody calls you; you answer quite slowly
> A girl with kaleidoscope eyes
>
> Cellophane flowers of yellow and green
> Towering over your head
> Look for the girl with the Sun in her eyes
> And she's gone
>
> Lucy in the sky with diamonds
> Lucy in the sky with diamonds
> Lucy in the sky with Diamonds...

E temos finalmente os ditos *estados crepusculares*, em que, apesar do estrangulamento da consciência, há manutenção da atividade motora. Podem ocorrer comportamentos desviantes da normalidade do paciente, até mesmo violentos. São exemplos dessas situações alguns indivíduos intoxicados por algumas drogas, como no caso da intoxicação patológica por álcool, quando o consumo de álcool etílico causa alteração comportamental considerada desproporcional à quantidade ingerida pela pessoa. Também vemos situação semelhante em alguns pacientes epilépticos, que podem apresentar, em período de aura epiléptica, sensações de *déjà vu* (sensação de já ter vivenciado uma determinada situação, de ter estado em algum local ou ter conhecido determinadas pessoas) ou de *jamais vu* (a pessoa tem a sensação de não reconhecer algo, como se experimentasse determinada situação como pela primeira vez).

O escritor russo Dostoioéveski parecia apresentar uma aura em que tinha vivências de profundo bem-estar. O profícuo escritor pode também ter sido acometido de *hipergrafia*, um sintoma que parece estar associado aos períodos interictais em alguns indivíduos acometidos por epilepsia, principalmente quando o foco é temporal. Esse sintoma está associado a outros na chamada síndrome de Geschwind, que se caracteriza, além da *hipergrafia*, de *hiper-religiosidade*, sexualidade atípica (hipo ou hipersexualidade, geralmente a sexualidade está diminuída), *circunstancialidade* ou comportamento *gliscroide* (ou viscoso, a pessoa se torna muito detalhista e tem uma conduta que se torna inoportuna) e vida mental intensificada. A síndrome é controversa, pois a maioria dos epilépticos não possui as características clínicas referidas.

Vale frisar que a genialidade de Dostoiéveski, autor de obras-primas da literatura mundial como *Crime e Castigo*, *O Idiota* e *Os Irmãos Karamazov*, e considerado um dos melhores escritores da humanidade, não pode ser explicada pela sua doença, que certamente o influenciou, mas parece estar muito mais para uma relação de *ser gênio apesar de ter uma doença do que ter sido gênio por ter uma doença*.

A avaliação da consciência se faz primeiramente pela observação do paciente, verifica-se a fácies para se notar se há sinais de sonolência ou cansaço. Todas as funções podem ser alteradas quando ocorre distúrbios da consciência, porém algumas funções são frequentemente mais acometidas.

A motricidade pode dar sinais indiretos de alteração da consciência e diminuição ou lentificação dos movimentos podem demonstrar alteração. A linguagem pode estar lentificada ou empastada. O pensamento pode estar com velocidade diminuída e a forma demonstrar afrouxamento associativo e até dificuldade de compreensão quando se fazem questionamentos simples. A desorientação temporal (perguntas sobre dia, mês e ano), espacial (onde se encontra, como local e cidade) e até mesmo autopsíquica (sobre dados pessoais, como idade, nome completo e estado civil) podem também estar alteradas.

O sistema ativador reticular ascendente (SARA) intervém na regulação do estado de vigilância, sendo responsável por esse. O SARA localiza-se superiormente ao segmento médio da ponte até o diencéfalo (Figura 4.2).

A formação reticular localizada abaixo da porção média pontina foi denominada de sistema inibidor reticular ascendente (SIRA). A estimulação do SIRA provoca padrões de sono e sua destruição ocasiona desinibição do

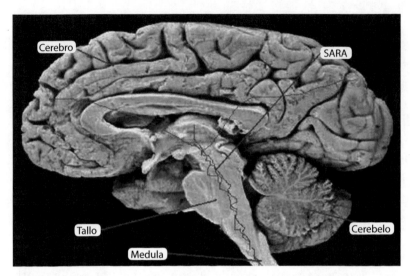

Figura 4.2 • Sistema ativador reticular ascendente – SARA (Fonte: Tutomedic).

sistema reticular ativador, mantendo o organismo acordado em uma percentagem de tempo acima do normal (Neuroanatomia: tomo II – João Guilherme Valentin Neto e Asdrubal Falavigna).

O ciclo sono-vigília é controlado pelo núcleo supraquiasmático do hipotálamo anterior por meio de suas ações na regulação de determinadas substâncias, como a melatonina.

CAPÍTULO 5

Atenção

A atenção é definida como o direcionamento da consciência para um determinado alvo, que pode ser um estímulo externo (como ruído, leitura de um livro ou assistir um filme) ou interno (um pensamento, uma imagem, uma memória). Divide-se a atenção em vigilância e tenacidade. A primeira refere-se à capacidade de focar a consciência para o ambiente. Em condições saudáveis, o indivíduo possui a capacidade de filtrar estímulos irrelevantes daqueles relevantes.

A atenção é uma função fundamental para mantermos a sobrevivência, evitarmos ou nos prepararmos para riscos potenciais. Também é fundamental para que possamos exercer as mais diversas atividades. Seria possível imaginarmos nossos ancestrais em tempos primórdios sobreviverem nas savanas africanas caso não possuíssem a capacidade da vigilância? Em tempos atuais, sem essa condição atuando de forma adequada não iremos ser devorados por um predador, mas corremos o risco de sermos atropelados por algum automóvel ao atravessar a rua de alguma cidade se não tivermos atenção apropriada para realizarmos esse ato.

A tenacidade é o foco da consciência para determinado objeto. Quando estudamos uma matéria de forma *concentrada* estamos *hipertenazes*. Dependendo do quanto estamos focados podemos diminuir nossa capacidade de vigilância, a ponto de alguém nos chamar e não percebermos. Poder-se-ia dizer que nessa situação exemplificada estaríamos *hipertenazes* e *hipovigilantes*.

Grande parte das doenças mentais cursam com alterações da atenção. Temos exemplos de pacientes deprimidos que referem grande dificuldade para prestarem atenção em uma aula, no seu trabalho, até mesmo em conversas corriqueiras. Pacientes ansiosos geralmente descrevem incapacidade de focarem em algo porque referem que sua mente apresenta muitos pensamentos, geralmente, com preocupações do que está por vir, medo de esquecerem algo ou supervalorizando riscos, o que os impede de prestarem atenção no agora. Esquizofrênicos possuem de forma frequente dificuldade em filtrar estímulos relevantes dos irrelevantes, mas, provavelmente, a doença mais relacionada à alteração dessa função mental seja o transtorno de déficit de atenção e hiperatividade (TDAH). Como o nome diz, o indivíduo acometido possui *hipotenacidade* e *hipervigilância*, podendo, em alguns casos, estar associado à agitação psicomotora e à impulsividade.

Existem grupos que criticam o diagnóstico de TDAH, alguns até afirmando que tal diagnóstico é uma invenção moderna para se vender medicamentos e que estaria mais relacionada à situação contemporânea ligada ao excesso de estímulos dos meios de comunicação, em especial a *internet* e os *smartphomes*. É inegável que a indústria farmacêutica exerce pressão e que as atuais formas de comunicações virtuais possam estar relacionadas a um crescente aumento desse diagnóstico, mas é importante ressaltar que o conhecimento sobre a doença e a diminuição do preconceito com a psiquiatria também sejam variáveis importantes, pois mais pessoas procuram ajuda especializada e mais a população e profissionais das áreas de saúde e da educação ficam atentos a essa condição.

É importante ressaltar que, apesar da crença muito divulgada que se trata de uma doença "moderna", existem relatos sobre esse transtorno há muito tempo. A primeira descrição sobre o TDAH é do século XVIII feita por Alexander Crichton. Em 1789, ele publicou um livro sobre doenças mentais e o autor descreveu pacientes com desatenção patológica.

No campo da literatura é conhecido o livro de Heinrich Hoffman que, em 1845, publicou um livro infantil (*Der Struwwelpeter*) que no Brasil ficou com o título de João Felpudo (Figura 5.1). No livro há a história de "Felipe, o inquieto" que narra um personagem muito irrequieto que acaba se envolvendo em confusões devido à sua incapacidade de se manter quieto por muito tempo. Também no mesmo livro existe a história de "João, o cabeça de vento", que é um personagem extremamente distraído.

A avaliação da atenção é realizada por meio da observação do paciente com relação à sua capacidade de se manter atento às perguntas e co-

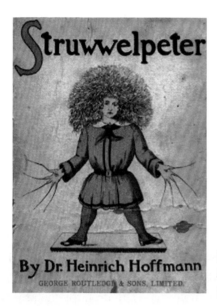

Figura 5.1 • Capa do livro de *Der Struwwelpeter* (Fonte: www.psicoedu.com.br).

mentários durante a entrevista médica. Observa-se se o paciente responde prontamente e de forma adequada aos questionamentos, se não se distrai com facilidade com estímulos irrelevantes, como um som externo ou algum objeto que possa estar presente no ambiente.

Indaga-se diretamente ao paciente sobre sua capacidade de focar em filmes, em algum tipo de leitura, em uma apresentação, no trabalho ou em uma aula.

Questiona-se o tempo que o paciente consegue manter sua concentração e se isso requer um esforço excessivo ou se ele se sente muito cansado após manter a atenção por muito tempo.

Na *aprosexia* ocorre diminuição global da atenção, já na *hipoprosexia* existe uma alteração menos grave, mas ainda suficiente para causar prejuízos. Ambas as situações podem ter causas diversas, como questões ambientais, genéticas, depressões, quadros maníacos, transtorno de déficit de atenção e hiperatividade, quadros demenciais e no *delirium*.

Também podem ser causados por intoxicação ou abstinência de drogas a até como consequência de quadros de doenças somáticas como alterações endócrinas, doenças autoimunes e podem estar presentes, como parte do quadro, em portadores de deficiências mentais ou no transtorno de espectro autista.

CAPÍTULO 6

Sensopercepção

Os órgãos dos sentidos são nossas janelas para o meio externo, por meio deles conseguimos sentir o mundo. A sensação é o fenômeno que temos de perceber, por meio da visão, do tato, da audição, do paladar e do olfato, as qualidades e as características dos objetos e de tudo que nos rodeia. Ocorre por estímulos que podem se iniciar dentro ou fora do organismo. Já a percepção se relaciona com a consciência do estímulo e sua interpretação e representação pelo indivíduo. Pode-se dizer que a sensação é um fenômeno passivo, e a percepção, um fenômeno ativo de nossa mente.

As *alucinações* são alterações qualitativas da sensopercepção e definem-se como a percepção de um objeto sem sua presença real. É importante salientar que na alucinação o indivíduo não possui crítica sobre o fenômeno, pois ele *realmente* está ouvindo ou vendo algo. Existem estudos de neuroimagem funcional que demonstram que pacientes ao terem alucinações auditivas, por exemplo, apresentam ativação de determinadas áreas cerebrais que faz com que se entenda que o paciente com alucinações está tendo uma percepção real, apesar de não existir o estímulo externo verdadeiro (Bauer et al., 2020; Orlov et al., 2018; Dyck et al., 2016).

Quando a alucinação é extracorporal se diz que ela é verdadeira, quando é intracorporal, ou seja, a pessoa diz ouvir uma voz "dentro da sua cabeça" ou "ver algo dentro de si", chamamos essa alteração de *pseudoalucinação*. Quando existe crítica a respeito denomina-se *alucinose*, nesse caso existe uma avaliação do caráter estranho e egodistônico da situação.

Sensopercepção

Na *ilusão* ocorre distorção do objeto real, ou seja, o estímulo ocorre de algo verdadeiro, mas que acaba sendo deformado e transformado em algo diverso do original. Por exemplo, um paciente em abstinência alcoólica grave ao enxergar o equipo de uma solução salina acaba enxergando algo distinto, como uma cobra.

A famosa obra do excêntrico pintor espanhol Salvador Dalí, "A persistência da memória", pode ser usada como um exemplo de ilusão que poderia, em tese, ser acometido um paciente com quadro psicótico (Figura 6.1).

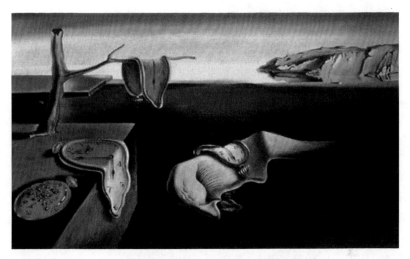

Figura 6.1 • Persistência da memória (Salvador Dalí, 1931).

Existem situações, não patológicas, em que voluntariamente criamos imagens a partir de estímulos reais por meio da modificação artificial da percepção. Isso ocorre, por exemplo, quando uma mancha em um sofá faz lembrar o rosto de uma pessoa. Chama-se de *pareidolia* e um exemplo nas artes seria a pintura do italiano Giuseppe Artimboldo (1527-1593); na pintura existe uma montagem pictórica de frutas, legumes e verduras que são dispostos de tal maneira que se pode perceber um rosto de feições humanas (Figura 6.2).

Além das alterações qualitativas, podem ocorrer alterações quantitativas da sensopercepção.

A *hiperestesia* ocorre quando há "aumento" da percepção. O indivíduo escuta os sons de maneira mais "alta", enxerga as cores de maneira mais

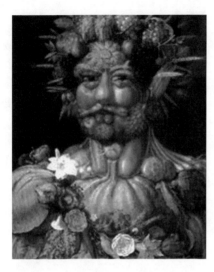

Figura 6.2 • Vertumnus (Giuseppe Arcimboldo, 1591).

intensa, as cores ficam mais vivas e brilhantes. Essa situação pode ocorrer em intoxicações por drogas perturbadoras da atividade mental, como o LSD, a maconha e a cocaína, assim como em pacientes em surtos psicóticos, em auras epilépticas ou em estado de mania.

A *hipoestesia* já se caracteriza por um quadro oposto. A pessoa descreve o mundo sem cores, tudo parece sem vibração, sem brilho. Os sabores dos alimentos se tornam insossos. Os cheiros são menos agradáveis, ficam menos intensos. Essa alteração é clássica nos quadros depressivos e pode ocorrer também em quadros demenciais e psicóticos.

Na *anestesia*, há perda completa da sensibilidade. Um exemplo de anestesia de etiologia psiquiátrica, quando não há alteração neurológica que explique, ocorre em quadros conversivos. O paciente pode, por exemplo, apresentar anestesia de forma não ser anatomicamente possível, como uma anestesia acometendo toda a mão, como uma luva, mas que apresente inalteradas a sensibilidade em pulso e as demais partes do membro superior.

As alucinações podem ocorrer em qualquer um dos órgãos do sentido, logo podemos ter alucinações auditivas (as mais comuns nos quadros psiquiátricos), visuais, táteis, olfativas e gustativas.

As alucinações visuais podem ser simples. O indivíduo vê cores, brilhos ou vultos mal definidos. Quando ditas complexas são mais elaboradas. O paciente pode descrever detalhes, ver pessoas, animais, seres místicos ou espirituais.

A *zoopsia* é uma forma de alucinação em que se enxergam animais, geralmente pequenos, como insetos. É uma alteração classicamente descrita nos casos de *delirium tremens*.

Quando ocorre alucinação em que a pessoa visualiza pequenas pessoas chama-se *alucinação liliputiana*, devido ao livro de Jonathan Swift (As Viagens de Gulliver), o qual descreve habitantes de 10 centímetros de tamanho na ilha de Lilliput. Há descrição desse tipo de alucinação em casos de intoxicação por álcool, hidrato de cloral, éter, alguns tipos de epilepsia e tumores do lobo temporal e temporoesfenoidal. O contrário, observar personagens e/ou animais enormes, gigantescos, dá-se o nome de *alucinações gulliverianas*.

A *alucinação extracampina* surge quando ela ocorre fora do campo sensorial possível, como, por exemplo, enxergar um fantasma que "está" atrás da cabeça.

Na *alucinação autoscópica*, a pessoa enxerga seu próprio corpo. Como se estivesse observando a si mesmo. Excluindo-se as questões religiosas, existem relatos de experiência de quase-morte que descrevem esse tipo de alteração.

Na *alucinação cinestésica* há falsa sensação de movimento corporal. Como por exemplo o paciente pode dizer que sente sua perna se movimentar, mesmo que ela esteja em repouso.

Na *alucinação cenestésica* há uma sensação de alteração dos órgãos internos. O paciente pode descrever que sente seu coração parar de bater, que seu intestino está movimentando-se. Na *síndrome de Cotard*, o paciente tem o delírio de estar morto e/ou que seus órgãos vitais pararam de funcionar, pode estar associado à sensação de estar apodrecendo, inclusive alguns relatam sentir cheiro de putrefação.

Na *sinestesia*, também chamada sensação secundária ou alucinação reflexa, ocorre erroneamente o reconhecimento de uma sensação de um órgão do sentido em outro ou uma combinação de percepções dos sentidos. São exemplos: ouvir cores e sentir sabor de cores. O escritor russo Vladimir Nabokov (1899-1977), autor do clássico Lolita, possuía sinestesia e associava letra com cores.

Alucinações hápticas são associadas ao tato. O paciente pode perceber sensações desagradáveis como apertos e pressões. Ocorre em esquizofrênicos e pode surgir em pacientes com abstinência de álcool.

As *alucinações funcionais* ocorrem quando um estímulo sensorial verdadeiro gera uma alucinação. Por exemplo, uma paciente refere que após usar maconha e ao ligar o ar-condicionado de seu quarto escuta seus pais falando mal de sua pessoa. Também podem ser chamadas de alucinações periféricas.

Nem todas as alucinações podem ser consideradas sintomas patológicos. Existem dois tipos de alucinações, algumas vezes ilusões, que estão relacionados com a vigília e o sono. A *alucinação hipnagógica* ocorre quando o indivíduo está adormecendo e a *alucinação hipnopômpica* quando esse é desperto. Usualmente duram um período curto, mas podem gerar bastante desconforto na pessoa acometida. O uso de indutores de sono pode ocasionar esse tipo de alteração da sensopercepção.

As *alucinações somáticas* são percepções relacionadas ao corpo, por exemplo, dores, pressões, calores, e se diferenciam da hipocondria pelo caráter delirante da primeira. A pessoa acometida sente dores físicas diversas, que podem mudar de localização de um dia para outro ou, por exemplo, sentir seu corpo edemaciado, mesmo que não se observem alterações.

A chamada *alucinação negativa* é quando não se consegue perceber determinado estímulo mesmo possuindo os órgãos sensoriais íntegros. O fenômeno parece ocorrer em quadros conversivos ou induzido por hipnose.

A arte cinética é uma vertente artística que possui como uma de suas principais características o movimento, indo, de certa forma, de encontro com a arte tradicional de caráter estático como a pintura e escultura tradicional. Entre outras características também se utiliza das ilusões ópticas para sua produção. Podemos observar um exemplo dessa técnica na obra de Bridget Riley (Figura 6.3). Temos a ilusão de movimento mesmo sabendo que se trata de uma obra inerte.

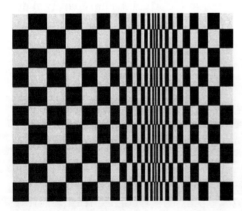

Figura 6.3 • *Movement in squares*, (Bridget Riley, 1961).

CAPÍTULO 7

Orientação

Dividimos a orientação em *autopsíquica* e *alopsíquica*. A primeira está relacionada com a capacidade de saber dados da vida pessoal, como seu nome completo, sua idade, seu estado civil, sua data e local de nascimento, assim como organizar e descrever sua história pessoal relacionada aos aspectos supracitados dentro de um contexto histórico pessoal, regional, nacional e mundial.

A pesquisa desses dados se faz por meio de perguntas diretas e tenta se avaliar, além de as respostas estarem corretas ou não, o tempo para se responder, se há hesitação ao responder, se a resposta aparece de forma organizada e, obviamente, se elas devem ser confirmadas com dados objetivos do prontuário, de documentos ou de acompanhantes.

Existe inter-relação importante entre a *orientação autopsíquica* e a consciência do eu, no tocante a identidade do eu. Realmente parece ser difícil separá-las e, portanto, podemos no exame do estado mental tratá-las como uma mesma função mental que ocupa dois segmentos ao mesmo tempo. Para fins de exemplo seria como o experimento mental do gato de Schrödinger que busca explicar que as partículas podem estar em dois lugares ao mesmo tempo. No experimento, um gato está dentro de uma caixa com partículas radiativas que podem circular ou não. Se as partículas circularem o gato morre, se não circularem o gato estará vivo, porém quem está fora da caixa não saberá o que aconteceu. Ou seja, o gato estaria "vivo e morto" ao mesmo tempo. Assim é a *orientação autopsíquica* e a consciência do eu, ambas estão, simultaneamente, definindo o mesmo tema. E acrescenta-se que elas ainda dependem diretamente da memória.

Observamos alterações da *orientação autopsíquica* no *delirium*, demências, quadros psicóticos, portadores de retardo mental e também em quadros depressivos e maníacos graves. Usualmente as alterações dessa parte da orientação seguem a regra da regressão mnêmica de Ribot. Essa mostra que, usualmente, perdemos inicialmente os fatos mais recentes, os menos importantes do ponto de vista afetivo e os dados mais complexos antes dos mais simples. Obviamente, trata-se de uma regra, e como ela possui exceções que de certa forma a confirmam como útil, que é observada, de forma frequente, na avaliação de pacientes que se ratifica em boa parte dos casos avaliados. Entretanto, em alguns pacientes, pode ocorrer a perda somente de parte da *orientação autopsíquica*, por exemplo, o paciente erra sua própria idade, apesar de saber sua data de nascimento.

A *orientação alopsíquica* é dividida em tempo e espaço, logo, para a avaliarmos, questionamos sobre o dia da semana, o dia do mês, se estamos no início, no meio ou no fim do ano, assim como em que ano estamos. Com relação ao espaço indagamos sobre onde o paciente se encontra no momento, em qual cidade, estado e em que país. As mesmas causas da *desorientação autopsíquica* podem gerar *desorientação alopsíquica*.

É importante frisar que em algumas situações, em que o paciente se encontre internado por muito tempo, podem ocorrer pequenos erros referentes ao dia da semana ou do mês, que em algumas situações podem ser desconsiderados como algo significativo de preocupação.

A *orientação situacional* é definida como a capacidade de o indivíduo entender sua relação com as pessoas e o porquê se encontra em determinado local.

Por fim, podemos avaliar a *orientação do ambiente*, que não se refere somente a saber onde se encontra, mas de entender o ambiente em que se encontra. Saber, por exemplo, que está em um hospital (orientação espacial) e que nesse local se tratam doentes (orientação do ambiente).

No filme "Meu pai", estrelado por Antony Hopkins, o ator retrata um paciente com Alzheimer que devido a sua doença apresenta várias situações conflituosas. O protagonista confunde dados passados com o presente e descreve de forma muito original o que parece passar na mente de um paciente com demência. O filme possui várias cenas nas quais podemos observar a dificuldade ocasionada pela alteração da memória e da orientação no personagem principal.

CAPÍTULO 8

Memória

Pode-se afirmar que a memória é o que somos. Essa importante função mental é fundamental para a sobrevivência e evolução da nossa espécie. Ela é que nos faz reconhecer quem somos, aonde estamos, porque estamos e acaba determinando, de certa forma, a maioria das nossas tomadas de decisões, pois torna-se o suporte destas através de nossas recordações, aprendizados, erros e experiências prévias. Sem ela repetiríamos continuamente erros e isso diminuiria substancialmente nossa capacidade de sobrevivência. Imagine que sem ela nossos ancestrais experimentariam diversas vezes algumas plantas tóxicas, não reteriam informações importantes de localização ou de ambientes mais seguros para ficar ou mesmo quais as melhores locais para caçar, pescar ou coletar alimentos.

A memória também é o que nos faz entender e respeitar regras sociais. E isso é fundamental para conseguirmos viver em sociedade. A própria capacidade de autorreconhecimento também depende da nossa memória. Não é incomum relatos de paciente com quadros demenciais não conseguirem se reconhecer ao se observarem em um espelho. A memória de sua própria imagem pode ser de alguém mais jovem, portanto, um paciente idoso com quadro avançado de Alzheimer não consegue se reconhecer ao ver refletido a imagem de alguém bem mais velho do que a autoimagem que ele tem registrado em sua mente.

Pode-se dividir a memória em *imediata*, *recente* e *remota*. A *memória imediata* é aquela que está relacionada a sua retenção, em no máximo, por alguns poucos minutos e logo após esse tempo, geralmente, é eliminada. Já a *memória recente* é aquela que fica armazenada por mais minutos e até mesmo, em alguns casos, por algumas poucas horas. Por fim a *memória remota* é aquela que está disponível mesmo depois de dias, meses ou até anos de sua aquisição. Uma forma de avaliar esses tipos de memória é através da aplicação do Miniexame do Estado Mental (Quadro 8.1).

A memória chamada *explícita* é aquela relacionada a informações sobre o mundo e sobre o que aprendemos sobre ele. É subdividida em *episódica* e *semântica*. A primeira está relacionada aos eventos da própria vida particular. Como por exemplo saber quem é e o que estava fazendo em determinada época de sua vida, seu estado civil, sua profissão, entre outros

Quadro 8.1 • Miniexame do estado mental. Fonte: Brucki et al., 2003.

Orientação temporal (5 pontos)	Qual a hora aproximada?
	Em que dia da semana estamos?
	Que dia do mês é hoje?
	Em que mês estamos?
	Em que ano estamos?
Orientação espacial (5 pontos)	Em que local estamos?
	Que local é este aqui?
	Em que bairro nós estamos ou qual é o endereço daqui?
	Em que cidade nós estamos?
	Em que estado nós estamos?
Registro (3 pontos)	Repetir CARRO, 3'ASO, TIJOLO
Atenção e cálculo (5 pontos)	Subtrair: $100 - 7 = 93 - 7 = 86 - 7 = 79 - 7 = 72 - 7 = 65$
Memória de evocação (3 pontos)	Quais os três objetos perguntados anteriormente?
Nomear 2 objetos (2 pontos)	Relógio e caneta
REPETIR (1 ponto)	"Nem aqui, nem ali, nem lá"
Comando de estágios (3 pontos)	Apanhe esta folha de papel com a mão direita, dobre-a ao meio e coloque-a no chão
Escrever uma frase completa (1 ponto)	Escrever uma frase que tenha sentido
Ler e executar (1 ponto)	Feche seus olhos
Copiar diagrama (1 ponto)	Copiar dois pentágonos com interseção

dados individuais. A *memória explícita semântica* é aquela que nos informa sobre dados comuns às pessoas e ao conhecimento adquirido, como saber a data de acontecimentos históricos, conhecimentos gerais ou saber fazer uma conta matemática.

A *memória implícita* é a relacionada com informações que se transformaram, usualmente, pela repetição e prática, em automáticas, como por exemplo tocar um instrumento musical ou dirigir automóvel.

A *amnésia* é a perda da memória, podendo haver perda total de recordação de alguns fatos ou informações, ou perda parcial desses dados. Em alguns casos, ao se dar dicas, o paciente pode recordar de algo que ele não lembra, mas em algumas situações mesmo com essa facilitação o indivíduo não consegue evocar o fato esquecido.

Quando a incapacidade ou prejuízo da memória está relacionada com fatos posteriores a alguma situação específica, ou seja, a novas informações, ela é chamada *anterógrada*. É uma alteração comum nos quadros demenciais. Já quando o prejuízo da memória está associado a eventos anteriores à situação causal, como em traumatismo cranioencefálico (TCE), ela é chamada de *retrógrada*. Em situações em que há dificuldade ou perda da memória, tanto a anterior quanto a posterior, a classificamos como *mista ou retroanterógrada*.

Na *amnésia lacunar* a pessoa acometida dessa afecção apresenta limites mais delimitados com relação à amnésia. Pode ocorrer em situações clínicas como em TCE, na síndrome confusional aguda, quadros dissociativos e eventos traumáticos graves. Com relação à amnésia dissociativa parece haver necessidade de uma origem psicogênica, mas atualmente tem-se observado, por meio de algumas pesquisas, que mesmo nesses quadros parece existir uma base biológica para essa alteração. Durante a dissociação, as estruturas profundas do encéfalo responsáveis pela memória mostram atividade rítmica, mas parecem desconectadas das regiões corticais superiores responsáveis pelo pensamento e planejamento (Vesuna et al., 2020).

Futuramente teremos, muito provavelmente, bases sólidas para o reconhecimento de que mesmo esses quadros dependam de alterações em áreas específicas cerebrais para ocorrerem, apesar da necessidade de gatilhos externos ou até mesmo internos para se iniciarem. Existe uma série de filmes que apresentam em seu enredo questões relacionadas aos quadros dissociativos como O Cisne Negro, estrelado por Natalie Portman, que protagoniza uma bailarina obcecada pela perfeição e pressionada por sua mãe acaba desenvolvendo alterações de sua psique, apresentando alucinações e estados dissociativos onde confunde a realidade com suas fantasias (Figura 8.1).

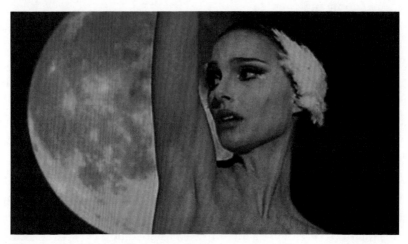

Figura 8.1 • Cena do filme O Cisne Negro com Natalie Portman (Filme de Darren Aronofsky, 2011).

CAPÍTULO 9

Inteligência

A *inteligência* é uma das mais complexas das chamadas funções mentais, isso se pudermos chamá-la de uma real função, pois, em suma, não deixa de ser o somatório de todas as faces da mente. Existem várias definições e classificações. Pelos atuais manuais diagnósticos, inteligência para ser considerada normal precisa apresentar QI (quociente de inteligência) acima de 85. Pessoas com QI entre 71 e 85 teriam inteligência limítrofe. Abaixo dessa pontuação teríamos os quadros de *retardo mental*, sendo subdivididos em *leve* (QI na faixa de 50 a 69), *moderado* (QI na faixa de 35 a 49), *grave* (QI na faixa de 20 a 34) e *profundo* (QI abaixo de 20). A inteligência na média da população está entre 80 a 130 (média baixa a muito superior). Um indivíduo com QI acima de 130 é classificado como *superdotado*. A *superdotação* pode ser observada em algumas relevantes figuras históricas, como, por exemplo, Leonardo da Vinci (Figura 9.1), importante personalidade do Renascimento, que atuou como cientista, engenheiro, inventor, pintor, arquiteto, escultor, músico, poeta e anatomista. Estima-se que seu QI se encontrava entre 180 e 190.

O teste de QI, apesar de ser usado como uma das mais importantes formas de avaliação da inteligência, possui algumas críticas em sua utilização. O teste de QI baseia-se em testes de lógica e habilidades racionais, deixando de considerar outros aspectos da inteligência, como habilidades musicais, físicas e criativas. Além disso, existe, de certa forma, a necessidade de ensino formal para poder ser avaliado pelo teste. Um analfabeto ou alguém com baixa escolaridade não teria boa pontuação, porém não necessariamente significa possuir algum déficit cognitivo.

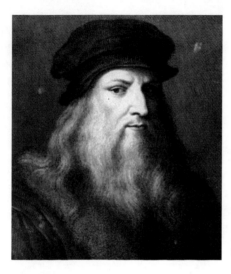

Figura 9.1 • Leonardo da Vinci (1452-1519).

Ainda existem, infelizmente, situações de baixa educação e analfabetismo que estão associadas a questões sociais e não de capacidade, principalmente nos países mais pobres, com má distribuição de renda e pouco investimento na educação e nas melhorias de condições de vida de sua população. Acrescentamos a questão cultural envolvida. O bom desempenho no teste de QI depende basicamente de uma cultura ocidentalizada e moderna para seu entendimento. Se aplicarmos o teste de QI em certas populações silvícolas, provavelmente os testados teriam pontuações muito baixas. Entretanto, se colocarmos um indivíduo com QI dentro de uma faixa de normalidade sozinho em um ambiente inóspito como uma floresta tropical ou em uma savana africana, provavelmente ele teria muito mais dificuldade de sobreviver do que um nativo que teve baixa avaliação de seu QI.

A *inteligência* pode ser definida como a capacidade de resolução de problemas, de forma criativa, utilizando-se de informações preexistentes, ou criando formas de responder tais situações de maneira a melhor se adaptar às mudanças para a sobrevivência e melhor bem-estar individual, social e ecológico. Frisa-se a questão darwiniana de adaptação, pois parece se tratar de conceito biológico essencial para a existência. Além disso, o conceito necessita passar pela condição de interação ao social, pois isso representa a essência da capacidade de adaptação, sobrevivência e posição filogenética do *Homo sapiens* em relação aos outros seres vivos.

O acréscimo da questão ecológica se faz necessário, pois é evidente que há necessidade de se manter uma preocupação com outros partícipes deste mundo para que ocorra equilíbrio entre eles e a sobrevivência de outros seres, o que é essencial para a própria existência humana. Logo, não se pode dizer que há inteligência elevada sem que essa esteja atrelada *à* preocupação com a ecologia.

Apesar de ainda não ser consenso e despertar debates, existe a teoria das chamadas *múltiplas inteligências*. O psicólogo americano Howard Gardner, principal teórico dessa corrente de pensamento, defende que existam oito tipos de inteligência, a saber: *a linguística, lógico-matemática, espacial, musical, corporal e sinestésica, intrapessoal, interpessoal e naturalista.*

De forma prática existem testes que podem ser realizados de forma menos complexa do que o teste de QI e podem auxiliar a, ao menos, dar uma projeção da inteligência do indivíduo analisado. Uma das mais usadas é o teste de Kent (Othmer e Othmer, 1994), que se baseia em questionamentos de conhecimentos gerais e resolução de problemas (Quadro 9.1).

A seguir damos as definições destes tipos de inteligência, segundo Gardner:

▶ *Linguística*, o indivíduo possui uma capacidade aumentada de se comunicar por meios verbais e não verbais. São exemplos de possuidores desse tipo de inteligência artistas, poetas, escritores e políticos. Entre eles podemos destacar Machado de Assis e Churchill.

Um trecho, do conhecido poema "José", de Carlos Drumond de Andrade demonstra essa habilidade:

> *E agora José?*
> *A festa acabou,*
> *a luz apagou,*
> *o povo sumiu,*
> *a noite esfriou,*
> *e agora José?*
> *e agora você?*
> *você que é sem nome,*
> *que zomba dos outros,*
> *você que faz versos,*
> *que ama, protesta?*
> *e agora, José?...*

Quadro 9.1 • Teste de Kent (Othmer e Othmer, 1994).

Conhecimentos	
1. De que são feitas as casas? (Resposta: 1 ponto para cada material, até 4 pontos)	4
2. Diga-me o nome de alguns peixes (Resposta: 1 ponto para cada peixe, até 4 pontos)	4
3. Diga-me o nome de algumas cidades grandes (Resposta: 1 ponto para cada cidade, até 4 pontos)	4
4. O que se pode fazer com areia? (Resposta: brincar 1 ponto; usar na construção 2 pontos; fabricar vidro 4 pontos)	4
5. Que metal é atraído pelo ímã? (Resposta: aço 2 pontos; ferro 4 pontos)	4
6. Quais as cores da bandeira brasileira? (Resposta: verde e amarelo 1 ponto; verde, amarelo, azul e branco 2 pontos)	2
Resolução de problemas	
7. Se uma bandeira bate ou tremula em direção ao Sul, de que direção então vem o vento? (Resposta: norte)	3
8. A que horas do dia a sombra de uma pessoa, estando no Sol, é menor? (Resposta: ao meio-dia)	3
9. Por que a lua parece ser maior que as estrelas? (Resposta: porque ela está mais baixa 2 pontos; porque ela está mais perto da Terra 3 pontos; porque os objetos mais próximos parecem maiores 4 pontos)	4
10. Se sua sombra aponta para o Nordeste, onde então está o Sol? (Resposta: no Sudoeste 4 pontos)	4

Soma total: 36 pontos

Nível intelectual	Escore no teste de Kent	QI aproximado
Deficiente	0-18	< 70
Limítrofe	19-20	70-80
Normal inferior	21-23	80-90
Médio	24-31	90-110
Normal superior	32-33	110-120
Inteligência superior	34-36	> 120

▶ **Lógico-matemática**: é a base do teste de QI e fundamenta-se na rapidez de raciocínio em resolver problemas matemáticos e de lógica. Ela é característica de matemáticos e cientistas. Como grande expoente dessa área é inevitável falar em nomes como Albert Einstein (Figura 9.2), Marie Curie e Isaac Newton.

▶ **Espacial**: a pessoa possui a habilidade de desenvolver imagens mentais, desenhar e apresenta criatividade para observar e carac-

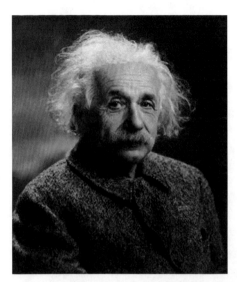

Figura 9.2 • Albert Einstein (1897-1955).

terizar por meio da pintura, desenhos ou da construção de modelos tanto artísticos quanto práticos. O arquiteto Oscar Niemeyer e pintores como Picasso e Portinari são integrantes dessa categoria (Figuras 9.3 e 9.4).

▶ **Intrapessoal**: é caracterizada pela capacidade de entender e controlar os próprios sentimentos. A poetisa inglesa Virginia Woolf pode ser considerada um exemplo desse tipo de inteligência, assim como o líder sul-africano Nelson Mandela.

▶ **Interpessoal**: existe a habilidade de interpretar palavras, gestos e emoções expressas por terceiros. Ela se relaciona fortemente com a capacidade de se colocar ou pensar como o outro, ou seja, a capacidade de empatia. Psiquiatras, psicólogos e professores necessitam desse tipo de inteligência para poder exercer suas funções. Poderemos dar como exemplos Sigmund Freud, Aaron Beck e Paulo Freire.

▶ **Musical**: encontra-se no domínio de instrumentos musicais, no canto, na execução de peças musicais e na capacidade de criações musicais. Exemplos não faltam: Mozart, Bach, Tom Jobim, Caetano Veloso, Yamandú Costa, Paco de Lucia, entre tantos que aqui poderíamos elencar.

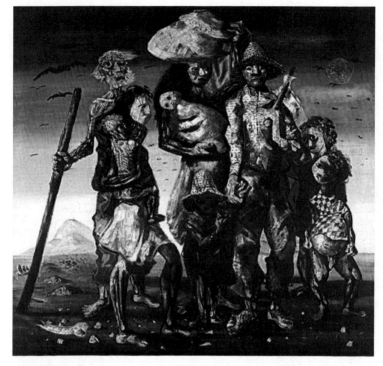

Figura 9.3 • Retirantes, de Cândido Portinari (1944).

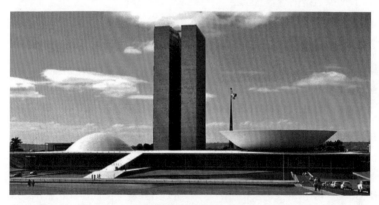

Figura 9.4 • Congresso Nacional (Niemeyer).

▶ **Corporal e sinestésica**: a capacidade motora é essencial para operar ferramentas e expressar emoções em campos como os esportes, a dança, o teatro e em habilidades técnicas como a encontrada em grandes cirurgiões como Dr. Euryclides Zerbini e Ivo Pitangui.

Inteligência   **47**

No esporte o exemplo maior fica com o maior jogador de todos os tempos, aclamado como o rei do futebol, Pelé, que possuía habilidade motora incrível associada a uma grande intuição e pensamento rápido para a tomada de decisões (Figura 9.5).

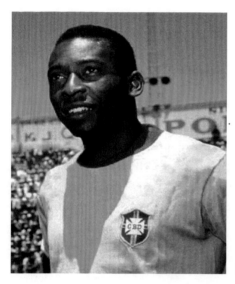

Figura 9.5 • Pelé (1940-2022).

Por fim, a chamada *inteligência naturalista* seria a capacidade de diferenciar e categorizar assuntos pertinentes a animais, vegetais, fenômenos climáticos e naturais e criar teorias referentes a esses temas. O grande nome dessa área, sem dúvida, é o inglês Charles Darwin, autor da teoria da evolução e origem das espécies.

Apesar da falta de um consenso sobre a teoria de *múltiplas inteligências* e serem necessários mais estudos sobre o tema, parece ser bastante crível a existência de uma capacidade maior inata, talvez por fatores genéticos, que algumas pessoas acabam possuindo naturalmente. Mas é inegável que fatores culturais, familiares e históricos são necessários para o desenvolvimento dessa função. Soma-se a indispensável necessidade do treino e estudo para o aprimoramento de qualquer um dos tipos de inteligência ou da inteligência como um todo.

CAPÍTULO 10

Humor e Afeto

O *afeto* é formado por sentimentos e emoções, já o humor seria um *continuum*, como o resultado de uma média dos afetos. Pode-se fazer analogia com clima e tempo, ou seja, uma região pode ter um clima tropical, caracterizado por temperaturas mais altas, e frequentemente ensolarado, mas pode ter alguns dias de tempo nublado e frio. Da mesma maneira, uma pessoa pode ter algumas características de personalidade que se caracterizem por um humor mais alegre, mas em alguns momentos específicos apresentar seu afeto triste.

As *emoções* são as expressões e sensações afetivas agudas e possuem um tempo de duração pequeno e usualmente são acompanhadas de sensações físicas. Um susto que a pessoa leva usualmente irá gerar uma emoção de medo súbito que vem associada a alterações neurovegetativas, como, por exemplo, o aumento da frequência cardíaca.

Os *sentimentos* são afetos associados a uma percepção cognitiva. Uma pessoa que apresente vida estável, tanto do ponto de vista social quanto financeiro, possua boa base familiar, tenha bons amigos e sinta-se adequada e pertencente em sua comunidade, caso não tenha alguma doença mental que afete sua vida e apresente boa resiliência cognitiva, mesmo com problemas e estressores, pode, ao ser indagada, referir ser uma pessoa que se sente feliz, apesar de, eventualmente, sentir tristeza ou medo. Também pode apresentar, algumas vezes, emoções de raiva, medo, alegria ou nojo. Exemplos respectivos de sentimentos são o ódio, a ansiedade, a felicidade e o desprezo.

A música *What a Wonderful World*, escrita por Thiele e Weiss e cantada por Louis Armstrong, dificilmente, para a maioria das pessoas, não irá gerar emoções de alegria e sentimento de esperança na vida e na humanidade. A seguir um trecho da referida música:

> *I see trees of green, red roses too*
> *I see them bloom, for me and for you*
> *And I think to myself*
> *What a wonderful world*
>
> *I see skies of blue, and clouds of white*
> *The bright blessed days, dark sacred nights*
> *And I think to myself*
> *What a wonderful world*

O *humor* e o *afeto* são avaliados por meio da observação da resposta verbal e não verbal que o paciente demonstra. Logo, é importante observar a mímica facial, os gestos e o volume de voz. Observa-se como o paciente responde aos questionamentos, não somente o conteúdo, mas também a forma como o faz. Deve-se fazer questionamentos específicos sobre como o paciente está no momento, assim como nos últimos dias, semanas e meses.

É necessário observar se as respostas são congruentes com a história e ao exame do estado mental. O paciente pode *dissimular* (esconder ou mascarar sinais e sintomas) por medo de ser diagnosticado, algumas vezes, por questões de sua própria doença, como em alguns pacientes psicóticos que não possuem *insight*, ou por medo de serem internados, como em casos dos dependentes químicos na fase ativa, ou mesmo por preconceito com relação às doenças mentais.

Outras vezes pode *simular* (provocar, intencionalmente ou não, sinais e sintomas) para ganhos primários (quando faz o papel de doente para ter atenção sobre si), como nos casos dos transtornos factícios, como a *síndrome de Munchaüsen*, ou a *síndrome de Munchaüsen por procuração* (quando a pessoa simula a doença de alguém de sua responsabilidade, geralmente pais em relação a crianças). Essa doença leva esse nome devido ao barão alemão Karl Munchaüsen, que viveu no século XVIII e escreveu uma série de contos fantásticos.

No *afeto*, o paciente pode apresentar-se alegre, irritado, triste, ansioso ou apático. Em quadros depressivos é comum ele estar triste, com o afeto e o humor alterados, irritado ou disfórico. Já nos estados de hipomania ou mania geralmente o paciente apresenta elação do humor, alegria exagerada, às vezes irritadiço. Pacientes esquizofrênicos podem ter o afeto e humor embotados, que se caracterizam por um aplainamento das emoções e da reatividade afetiva. O paciente parece indiferente a tudo e a todos.

O *afeto* é avaliado durante a consulta e descrito sua característica na anamnese e sumarizado no exame do estado mental e na súmula psicopatológica. Destaca-se o afeto mais prevalente durante a entrevista, além da descrição do humor dada pelo paciente ou pelos seus acompanhantes. É verificado se o afeto possui, ou não, *associação ideoafetiva*. Na *incongruência ideoafetiva*, há dissonância no que o paciente relata e o que demonstra afetivamente. Por exemplo, o doente informa estar sentindo muita tristeza, mas começa a rir, ou fala de forma indiferente.

Também pode-se avaliar se o *humor* é *normotímico*, quando é modulado adequadamente e de forma esperada com o conteúdo que se está discutindo. No *humor hipotímico*, não há modulação e esse se mantém, quase ou exclusivamente, em um mesmo polo. O exemplo seria um paciente deprimido que se mantém triste o tempo todo de uma consulta. Quando ocorre labilidade muito grande, indica que o *humor* está *hipertímico*.

O termo *hipotímico* é usado, por alguns psiquiatras, para se caracterizar um humor triste e o termo *hipertímico* para descrever um humor exaltado, característico dos estados de mania.

A pintura Velho Triste no Portão da Eternidade, de Van Gogh, é uma representação pictórica que descreve um estado de tristeza extrema (Figura 10.1). No quadro pode-se observar a postura arqueada, as mãos escondendo o rosto que chora. O uso da cor azul parece ser proposital. Em alguns países, *blue* é sinônimo de tristeza. Não é à toa o estilo musical criado por afro-americanos no sul dos Estados Unidos e de temática mais triste, que se chama *blues*. O quadro de tristeza pós-parto, que algumas mulheres apresentam devido a uma série de fatores, incluindo alterações hormonais e autolimitado, geralmente não necessitando de tratamento farmacológico específico, é chamado de *blues* puerperal.

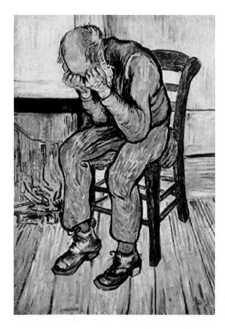

Figura 10.1 • Velho Triste no Portão da Eternidade, de Van Gogh (1890).

CAPÍTULO 11

Pensamento

O cérebro humano, por meio da conexão entre os aproximadamente 100 bilhões de neurônios que possui, é o responsável pela forma como aprendemos e criamos *conceitos*, os *juízos* e consequentemente o *raciocínio*. Cheniaux (2005) define o *conceito* como os atributos ou qualidades mais gerais e essenciais de um objeto ou fenômeno. O *juízo* estabeleceria a relação entre dois conceitos e, por fim, o *raciocínio* relacionaria os *juízos*, levando à formação de novos juízos ou conclusões. O *raciocínio* pode ser *indutivo*, quando vai do particular para o geral; *dedutivo*, que do geral o particulariza; e por fim o *analógico*, que de um particular se relaciona com outro particular.

Sá Jr. (1988) afirma que o *pensamento* é uma das formas do organismo humano manifestar sua adaptabilidade. Pode-se associar esse conceito ao de Darwin que teorizou que somente os mais adaptados sobrevivem, logo, pode-se concluir que os mais inteligentes terão melhor capacidade de se adaptarem, portanto, terão mais chance de sobrevivência e de transmitirem seus genes. Ou seja, o *pensamento* tem uma relação direta com a *inteligência* e a capacidade de resolver problemas.

Para fins didáticos e práticos, o pensamento pode ser dividido em curso, forma e conteúdo. No curso é avaliado a velocidade do processo do pensar, que pode ser observado pelo tempo de resposta dada pelo examinado a certos questionamentos. Também se observa por meio da velocidade do desenvolvimento do raciocínio observado pela linguagem verbal, escrita ou não verbal (por exemplo, em surdos-mudos que se utilizam de linguagem própria para se comunicarem).

A forma do *pensamento* é avaliada por meio da análise dos conceitos formados, a disposição do *pensamento*. Se esse é consoante com o que se está falando, se possui uma lógica formal e se tem concatenação entre as ideias.

O conteúdo é o que preenche o pensamento, é sobre o que é ou sobre quem se diz. É variado, pode-se dizer infinito de opções. Pode conter preocupações, medos, desejos, intenções, raciocínios e ideias.

O termo ideia vem do grego *idéa*, mas no sentido platônico esse termo seria algo que constitui o objeto específico do pensamento. No sentido moderno ideia seria um conceito, um pensamento, uma representação mental (Reale e Antiseri, 2007).

O *pensamento* humano é capaz de criar ideias e conceitos surpreendentes como a teoria da relatividade de Einstein, que desenvolveu uma forma diversa de entender o tempo e o espaço. Consegue criar obras incrivelmente originais, como o livro Sagarana de Graciliano Ramos, que criou inclusive neologismos para expressar a riqueza de sua imaginação, como, por exemplo, o próprio nome do livro, que deriva de *saga* (alemão: conjunto de estórias) e o sufixo *rana* (tupi: à maneira de). Aqui, obviamente, não se entende o *neologismo* como algo patológico.

O *pensamento* humano é capaz de criar, por meio de conceitos prévios e usando o pensamento de forma criativa, coisas novas. Por meio de bases de conhecimentos de física, aerodinâmica e materiais, por exemplo, Santos Dumont desenvolveu o avião (Figura 11.1).

As alterações do *pensamento* podem ser divididas em quantitativas, que são relacionadas ao curso, e qualitativas, que se associam a alterações da forma.

No aumento do curso do *pensamento* temos a *aceleração do pensamento*, que pode ser encontrada em pacientes ansiosos, em hipomania ou mania, intoxicação por psicoestimulantes como anfetaminas, ou mesmo em pacientes psicóticos. Observa-se uma forma rápida de falar (*taquilalia*), demonstrando *taquipsiquismo*, geralmente associado a aumento da psicomotricidade.

Na *lentificação de pensamento* observa-se diminuição da velocidade da fala (*bradilalia*) que demonstra *bradipsiquismo* subjacente. Encontra-se essa alteração em alguns pacientes psicóticos, quadros demenciais, no retardo mental e em quadros depressivos. O *bloqueio de pensamento* ocorre, usualmente, em pacientes esquizofrênicos, em que o indivíduo inter-

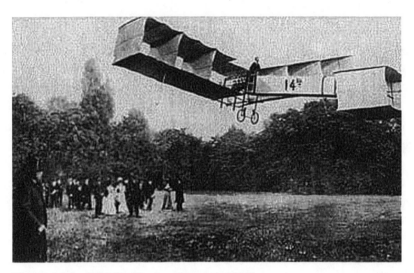

Figura 11.1 • O 14 Bis (Santos Dumont, 1906).

rompe subitamente seu pensar. O paciente sente como se o pensamento desaparecesse subitamente e, algumas vezes, explica como se alguém ou algo tivesse roubado ou bloqueado o seu pensar.

Qualitativamente, pode ocorrer o *afrouxamento associativo de ideias*, no caso não há uma continuidade lógica entre elas. Podem ocorrer casos leves, quando ainda se consegue entender, com certo esforço, o que o paciente quer dizer. Mas em casos mais acentuados o discurso vai tornando-se cada vez mais ilógico, chegando ao ponto de uma grave *desagregação*, em que não há mais sentido algum. Nesses casos, há um *descarrilamento* total, o discurso torna-se incompreensível, bizarro.

A *fuga de ideias* geralmente ocorre quando a velocidade do pensamento está muito acelerada, logo o paciente muda muito rapidamente o tema principal, não o terminando e, apesar de manter certa lógica, não conclui adequadamente o que deseja passar. Não se chega a uma conclusão e as ideias vão se alternando, podendo ter pseudorrelações por meio de rimas, ideias próximas ou desviarem-se por estímulos externos.

Na *circunstancialidade*, a ideia demora excessivamente para ser concluída e, na *tangencialidade*, não é concluída, apesar dos inúmeros detalhes que a pessoa dá. As duas alterações são formas de prolixidade. Podem ser encontradas em pacientes com traços *anancásticos* e *gliscroides* de personalidade e em alguns pacientes com retardo mental.

A capacidade de *abstração* é uma característica de inteligência saudável. Pacientes com retardo mental, com demência, oligofrênicos e alguns com esquizofrenia, principalmente nos subtipos residual e simples, podem apresentar grande dificuldade de interpretar parábolas, ditados populares ou fazer analogias, assim como realizar certas interpretações de textos um pouco mais elaborados.

Os *pensamentos obsessivos*, que são típicos de pacientes com transtorno obsessivo-compulsivo (TOC), são uma forma intrusiva de pensamento, logo o paciente não possui controle sobre o pensamento e gera, usualmente, ansiedade e, normalmente, faz com que o indivíduo tente, por meio de algum comportamento compulsivo, o repelir. Possuem uma frequência alta e habitualmente há crítica sobre esses pensamentos. Importante salientar que podem ocorrer pensamentos obsessivos em outras doenças mentais que não o TOC. Um exemplo no cinema sobre essa doença é o filme "Melhor Impossível", onde o ator estadunidense Jack Nicholson interpreta um indivíduo com TOC grave.

O *delírio* constitui-se uma alteração do *conteúdo do pensamento* devido a uma modificação do *juízo crítico da realidade*. Segundo Karl Jaspers, o delírio é uma vivência radicalmente estranha ao indivíduo sadio, possui falta de controle e incorrigibilidade. Acrescenta que seu conteúdo incluiria todos os interesses e conteúdos mentais humanos. Pode-se dizer, em outras palavras, que o *delírio* é uma ideia não condizente com a realidade, é de uma convicção extrema que não pode ser corrigida pela argumentação lógica e que está fora do contexto histórico e cultural de quem o possui.

Os *delírios* podem ser organizados e bem sistematizados. Como, por exemplo, um paciente que pode relatar estar sendo perseguido pela polícia federal devido a uma infração de trânsito de gravidade leve há alguns anos. Já alguns pacientes possuem delírios mal sistematizados e mal organizados. Um paciente pode referir estar sendo perseguido, mas não consegue informar o motivo nem por quem. Alguns *delírios* possuem temática bizarra, por exemplo, um paciente refere que alienígenas se infiltraram em sua mente e estão controlando seu pensamento, suas emoções e seu comportamento.

O quadro 11.1 apresenta alguns tipos de delírios mais frequentes encontrados, associados a exemplos que foram observados em pacientes atendidos em hospitais e ambulatórios. Assim como a capacidade do pensamento é infinita, também se pode dizer da temática das ideias delirantes; sempre haverá a possibilidade de uma matéria nova como conteúdo de um delírio.

Quadro 11.1 • Tipos temáticos de delírios.

Tema do delírio	Definição	Exemplo*
Persecutório	O indivíduo acredita estar sendo perseguido por alguém, ou por pessoas ou por organizações que desejam lhe prejudicar de diversas maneiras	"A polícia federal quer me matar porque descobri um complô mundial dos maçons"
Referencial	Há a crença que está sendo observado ou malfalado pelas pessoas. Atribui autorreferência a situações cotidianas	"Quando vou ao mercado as pessoas ficam cochichando e zombando de mim"
Ciúmes (síndrome de Otelo)	O paciente acredita que seu companheiro o trai, sem haver razão para tal ideia	"Minha mulher me trai o tempo todo, quando saímos ela dá sinal há vários homens e depois os encontra"
Grandeza	A pessoa acredita de forma grandiosa ter mais poder, dinheiro ou beleza do que realmente possui	"Sou o homem mais rico e poderoso da nossa cidade, se quiser posso comprar esse hospital agora"
Influência	O indivíduo acredita estar sendo controlado por pensamento ou por máquinas e não possui mais controle sobre o que pensa, fala ou age	"O Dr. João controla o que penso e o que falo através da máquina que ele criou"
Querelante	A pessoa acredita estar sendo enganada ou usurpada de seus direitos	"Processarei a ONU por não ter comunicado sobre a covid antes"
Ruína	Tem-se a crença de não possuir mais condições financeiras de sobreviver e que não há solução para isso	"Mesmo sendo médico e trabalhando não conseguirei mais sustentar minha família e vamos virar mendigos e passar fome"
Erotomaníaco (síndrome de Clérambaut)	A pessoa acredita que alguém famoso ou hierarquicamente "superior" se encontra apaixonado por ela. Algumas vezes chega a crer que tenha uma relação amorosa com a pessoa	"Tenho um caso secreto com o Tom Cruise"

Pensamento

Tema do delírio	Definição	Exemplo*
Somático (ou delírio hipocondríaco)	O paciente acredita ter alguma doença e, muitas vezes, apresenta queixas físicas diversas	"Eu estou com um tumor no corpo que vai mudando de lugar, por isso vocês não o acham"
Culpa	Há a crença de ser culpado por acontecimentos e coisas que não estão sob sua responsabilidade	"Sou culpado pela desgraça da minha família e da humanidade"
Infestação (síndrome de Ekbon)	O doente refere estar infestado por pequenos animais	"Sinto os bichos andando no meu corpo o tempo todo"
Místico (ou delírio religioso)	Está relacionado com temática de deuses, Deus, anjos, demônios ou seres sobrenaturais. Algumas vezes o paciente diz ter poderes especiais	"Sou o novo Messias, eu vim para curar a maldade do mundo porque meu Pai pediu"
Falsa identificação	Ocorre um falso reconhecimento. Pode perceber pessoas familiares como sendo substituídas por sósias fisicamente idênticos (síndrome de Capgras) ou reconhece estranhos como sendo psicologicamente familiares, mesmo fisicamente diferentes (síndrome de Fregoli)	"Esse paciente que internou hoje no hospital é meu irmão"
Niilista	O paciente acredita que não existe futuro, que não há esperança para nada	"O mundo acabou, todos vamos morrer"
Relação	Forma-se relações para fatos que não estão verdadeiramente ligados entre si	"Ao ver o jogo de futebol percebi como os maçons irão dominar o mundo"
Invenção	O indivíduo acredita ter criado algo novo ou descoberto algo muito importante	"Descobri a cura do câncer e da vida eterna"
Cenestopático	A pessoa acredita que animais ou objetos estão dentro do seu corpo	"Tem um gato dentro do meu peito"
Fantástico	Há a descrição de uma história rica em detalhes, mas facilmente percebíveis como irreais	"Eu peguei uma espada e vi o dragão soltando fogo pela boca na janela do meu quarto, daí meus dentes cresceram e virei um vampiro..."

(Continua)

Quadro 11.1 • Tipos temáticos de delírios. (*Continuação*)

Tema do delírio	Definição	Exemplo*
Negação de órgãos (síndrome de Cotard)	Existe a crença de não ter mais alguns órgão, que eles estão apodrecendo ou não estão mais funcionando. O paciente pode acreditar estar morto e não ter mais um ou mais órgãos e mesmo assim viver eternamente	"Eu morri e meu coração parou e está apodrecendo"
Somatopsíquico	Pode-se acreditar que parte do corpo é maior (macromania) ou menor (micromania), ser fisicamente deformado (dismorfomania), que mudou de sexo (delírio de metamorfose sexual), que tem um clone, que se transformou em um animal (delírio de metamorfose animal)	"Eu sou atualmente João, mas vivia como Maria, meu corpo se transformou e Deus me deu um pênis"

*Os exemplos foram tirados de falas de pacientes reais atendidos em ambulatório, consultório ou hospital psiquiátrico.

Vários filmes apresentam exemplos de diversos tipos de delírios, como o filme "Uma Mente Brilhante", baseado no livro de mesmo nome, que mostra a história real do matemático John Nash que possuía o diagnóstico de esquizofrenia.

O pintor holandês Hieronymus Bosch (Figura 11.2) possui algumas obras que criticavam a sociedade de sua época, de forma muito *sui generis*, e representavam pessoas de formas bizarras, além de seres e situações fantásticas.

O paciente delirante interpreta o mundo e a si mesmo de forma muito própria, levando-o, dependendo da temática, ou das temáticas, a perceber o mundo de forma única. O que gera uma série de consequências no seu humor, forma de pensar, reagir e se comportar. Logo apresenta dificuldade em usar suas potencialidades e interagir de forma adequada com as pessoas e a sociedade como um todo.

Apesar de muitas vezes se romancearem as doenças mentais, tentando fazer crer que aqueles que possuem alguma doença mental sejam especiais ou mais sensíveis, isso não passa de um engodo romântico ou mal-intencionado. Um gênio ou um artista, ou qual seja sua profissão ou condição,

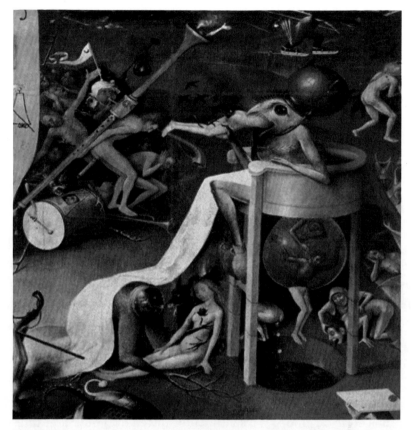

Figura 11.2 • Detalhe da pintura "O Jardim das Delícias Terrenas" (Bosch, 1504).

é o que é não por ser doente, mas apesar de ser doente. Não se descarta, de maneira alguma, que a experiência do adoecer mentalmente possa causar modificações e, às vezes, interpretações que podem se tornar uma fonte de criação. Mas, para isso, deve-se ter uma base primária. Não se pode afirmar que alguém é um bom médico, um bom advogado, um bom escritor ou bom mecânico por ser hipertenso ou diabético. Da mesma forma, pessoas como Ernest Hemigway, Virginia Woolf e Clarice Lispector não eram excelentes escritores por terem transtornos de humor, mas o eram apesar de terem doenças mentais. Ou seja, não nascerão plantas em terreno infértil.

CAPÍTULO 12

Linguagem

A *linguagem* pode ser dividida inicialmente como *verbal e não verbal*, esta pode ocorrer por meio da escrita, por mímica, pela expressão facial, por gestos, pela dança, da *linguagem* específica dos surdos-mudos, enfim ela pode ser expressa de diversas formas e tem como função transmitir algo que se deseja ou que se precise. No fim, ambas as formas básicas servem para a comunicação.

As artes expressam-se por meio das inúmeras formas de *linguagem*. Podemos observar, por meio de uma escultura como a Pietá de Michelangelo (Figura 12.1) ou de Cristo esculpido por Aleijadinho (Figura 12.2), toda uma série de emoções e sentimentos das figuras que são expressas sem ser emitido nenhum som ou movimento.

Existem diversas alterações na *linguagem* causadas por distúrbios físicos, em especial as alterações neurológicas causadas por lesões em áreas específicas do cérebro. As mais conhecidas são as *afasias* de *Broca* e *Wernicke*. A primeira ocorre quando há lesão da área frontal esquerda ou frontoparietal. Ela também é chamada de *afasia motora* ou *não fluente*. A capacidade de falar é prejudicada, mas a compreensão é preservada. Já na *afasia* de *Wernicke* o paciente consegue se expressar, mas apesar da fluência o discurso não faz sentido. O paciente não consegue entender os outros nem percebe que seu discurso é incompreensível. A lesão está situada na região frontal esquerda.

As alterações encontradas nas doenças psiquiátricas podem ser divididas em volume da voz, da velocidade e da forma.

Linguagem

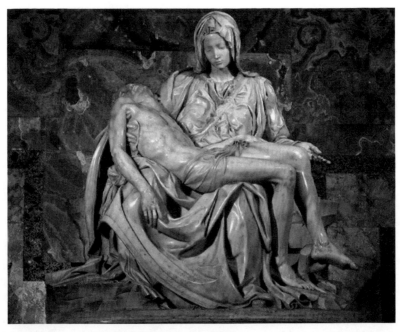

Figura 12.1 • Pietá de Michelangelo (1499).

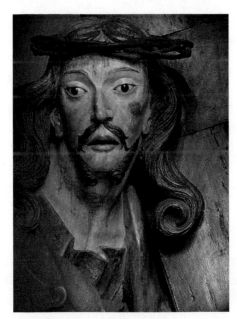

Figura 12.2 • Detalhe de Cristo Carregando a Cruz de Aleijadinho (século XVIII).

As alterações são a *hipofonia*, quando o volume ou "altura" da voz é baixa, às vezes apenas um sussurro. Isso pode ocorrer em pacientes deprimidos. Na *hiperfonia* o paciente fala em um volume aumentado, às vezes gritando. Pode ocorrer em pacientes ansiosos, em fase maníaca ou psicóticos.

A velocidade aumentada chama-se *taquilalia* ou *logorreia*, já a diminuição se chama *bradilalia*. Pacientes em mania, ansiosos ou psicóticos podem apresentar a *taquilalia*, já a *bradilalia* pode ser vista em casos de pacientes depressivos, ou psicóticos, devido à diminuição da velocidade do processamento do pensamento. No *mutismo* o indivíduo, apesar de não ter incompetência nos órgãos relacionados à fala, nega-se a falar. Pode ocorrer em pacientes catatônicos. Uma variação é o *mutismo seletivo*, que ocorre quando o paciente deixa de falar em determinadas situações ou para certas pessoas.

As alterações da forma são diversas, temos a *ecolalia*, quando o paciente repete o que o outro fala; a *palilalia*, quando ocorre a repetição da última ou das últimas palavras ditas pelo próprio paciente; a *logoclonia*, quando o paciente repete as últimas sílabas que acabou de proferir. A *pedolalia*, que é falar como se fosse uma criança. *Dislalia* é quando ocorre dificuldade em articular as palavras. Na *estereotipia verbal* ocorre a repetição de uma palavra ou frase de maneira estereotipada e sem sentido. Na *coprolalia* a temática é vulgar, repleta de palavrões. Na *mussitação* a voz é cochichada, dita em sussurros. No *neologismo* cria-se uma palavra nova ou se dá a uma palavra preexistente um sentido próprio. O neologismo literário é uma forma de criatividade de alguns escritores que formam palavras novas com fins artísticos. Um exemplo é o poema Neologismo de Manoel Bandeira (1970):

> *Beijo pouco, falo menos ainda.*
> *Mas invento palavras.*
> *Que traduzem a ternura mais funda*
> *E mais cotidiana.*
> *Inventei, por exemplo, a verbo teadorar.*
> *Intransitivo:*
> *Teadoro, Teodora.*

Há uma forma de alteração em que o paciente responde cantando, que aparece em descrição feita por Jaspers, mas que não a nominou especificamente. Essa mesma alteração foi descrita por Bordoun e Vargas (2022) e que resolveram nominá-la como *tragueidolalaia* (do grego *tragueo*: cantar, e lalia: falar). Essa alteração é descrita em pacientes psicóticos.

Na *glossolalia* ocorre uma linguagem própria, mas desconhecida. Como falar em "língua dos anjos", fato que ocorre em algumas religiões, porém dentro de um contexto cultural e religioso, mas que pode aparecer em pacientes esquizofrênicos.

Na jargonofasia, salada de palavras, ou esquizofasia o psicótico possui um discurso totalmente incompreensível, sem sentido.

As alterações da mímica são observadas principalmente pela observação das expressões faciais e que indiretamente mostram outros aspectos da mente como o afeto, o pensamento e a atenção. Na *paramimia* há dissonância entre o conteúdo expresso e a expressão da *fascies*.

O paciente psicótico pode descrever um fato triste, como a morte de um familiar, e demonstrar uma face de alegria ao fazer o tal relato. Na *ecomimia* o paciente imita as expressões faciais da pessoa com quem conversa. No *maneirismo facial* o paciente produz expressões afetadas, exageradas.

Na *hipermimia* há exagero das expressões faciais, as quais podem ocorrer em situações normais e dependem de questões pessoais e até culturais, outras vezes podem ocorrer em pacientes histriônicos, em mania, depressivos, psicóticos ou em tentativas de simulação.

As máscaras do antigo teatro grego (Figura 12.3) representavam as emoções e eram propositalmente exageradas como forma de deixar

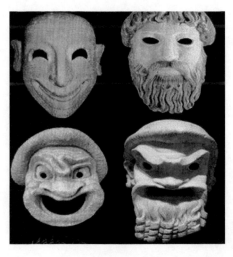

Figura 12.3 • Máscaras do antigo teatro grego.

claro o que se queria demonstrar. O oposto dessa alteração é a *hipomimia*, na qual ocorre diminuição da mímica. Pode ocorrer em pacientes depressivos, demenciados, catatônicos e no parkinsonismo. Quando ocorre a abolição total da mímica facial se diz *animia*. Ela pode ocorrer na catatonia, fase avançada de demência, da doença de Parkinson e em quadros de depressão.

CAPÍTULO 13

Psicomotricidade

A *psicomotricidade* está relacionada com a movimentação corporal, em que podem-se observar o andar, os gestos, a mímica, a linguagem (que foram apresentados em capítulos separados anteriormente). As alterações da motilidade podem estar relacionadas a alterações neurológicas, ortopédicas, inflamatórias, entre tantas outras possíveis patologias que podem causar alterações na movimentação física. Algumas ações motoras possuem relação direta com o psiquismo, como, por exemplo, a inquietude, o falar mais rápido, o estalar de dedos e o roer de unhas que podem ocorrer em indivíduos que estejam apresentando preocupação com algo. Vamos enumerar algumas alterações da psicomotricidade.

Na *ecopraxia* há a imitação dos gestos de outra pessoa. Pode estar acompanhada da *ecomimia* (mímica facial) e da *ecolalia* (repetição da fala do interlocutor). É uma alteração característica da esquizofrenia catatônica, mas pode ocorrer em casos de pacientes com retardo mental.

A *flexibilidade cerácea* possui esse nome porque o paciente acaba ficando como um boneco de cera, na qual em casos graves pode ser "moldado", ou seja, o paciente pode sustentar uma posição e mantê-la por horas, mesmo que seja anatomicamente anormal e presumidamente causar incômodo. O entrevistador pode fazer com que os braços, por exemplo, fiquem estendidos e o paciente não os retorna à posição anterior. Em casos mais leves ocorre o retorno, mas de maneira bem mais lenta que a usual. É uma alteração clássica da esquizofrenia catatônica, mas pode ser encontrada em pacientes com parkinsonismo, inclusive medicamentoso.

No *maneirismo* o paciente apresenta exagero em seu gestual, na sua mímica. Os movimentos são amplos, "forçados", teatrais. Não apresentam a naturalidade esperada. Pode ser encontrado em pacientes histriônicos e esquizofrênicos.

A *estereotipia motora* é caracterizada pelos movimentos repetitivos e sem função específica, como bater palmas repetidamente ou tocar diversas vezes em algo sem haver um motivo específico. Ocorre em pacientes esquizofrênicos, no autismo e em auras epilépticas.

No *automatismo* o paciente obedece a comandos solicitados pelo interlocutor de forma automática, sem nenhuma crítica. O paciente responde à solicitação como se fosse alguém sem capacidade de reflexão. Pode ocorrer em esquizofrênicos e em pacientes com retardo mental.

Em quadros de *perseveração motora* o paciente mantém repetidamente uma solicitação feita. Pode, após ser solicitado a tocar com o indicador da mão a ponta de seu nariz, repetir esse gesto inúmeras vezes, mesmo após não ter sido mais ordenado.

Na *hipocinesia* o paciente apresenta diminuição importante da movimentação. Pode ocorrer em esquizofrênicos, mas também em deprimidos que apresentam diminuição global da psicomotricidade. Na *acinesia* há a completa ausência dos movimentos. Ocorre em casos de *estupor catatônico*. O paciente pode apresentar associadamente negativismo, que é a recusa em acatar determinados comandos solicitados. Quando ocorre o *negativismo*, mas se consegue movimentar, por exemplo, o braço do paciente com a ajuda de uma outra pessoa, ou abrir as pálpebras do paciente, caso elas estejam fechadas, com os dedos do examinador se diz que é *negativismo passivo*. Quando há recusa ativa da movimentação se diz que se trata de *negativismo ativo*.

O *gatismo* ou *espurcícia* ocorre quando o paciente apresenta incontinência vesical ou intestinal, não devido a quadros neurológicos, mas por alterações causadas por doenças mentais como a esquizofrenia ou o retardo mental.

O famoso mímico francês Marcel Marceau (1923-2007) demonstrava, por meio de sua arte, a impressionante capacidade de se expressar e emocionar as pessoas sem falar uma só palavra, apenas pela sua movimentação, expressão facial e gestos. Isso demonstra a importante função na comunicação da psicomotricidade. Outro exemplo que pode ser dado no campo das artes é o cinema mudo, o qual possui como grande expoente

Charles Chaplin (1889-1977) que, por meio de seus filmes, conseguia transmitir inúmeras informações e emocionar as pessoas sem emitir palavras (Figura 13.1).

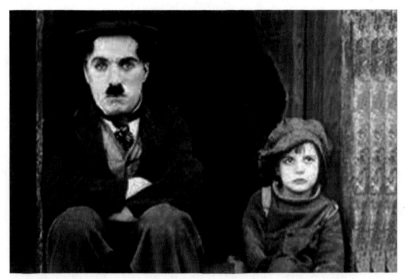

Figura 13.1 • Charles Chaplin em cena do filme O Garoto (1921).

O *tique* é um movimento ou vocalização breve, rápida, intermitente, de padrão não rítmico e acompanhado de forte desejo de fazê-lo e que o indivíduo consegue ter, habitualmente, um controle temporário sobre ele, mas que gera uma tensão crescente, que é aliviada após a realização do tique. Os tiques tendem a aumentar quando a pessoa se sente ansiosa.

A *síndrome de Gilles de la Tourette* é um quadro no qual ocorrem tiques motores e verbais. Os *tiques motores* mais comuns são piscar, fazer caretas, arregalar os olhos e contrair o nariz. Os *tiques verbais* mais comuns são limpar a garganta, grunhir e vocalizar certos sons. Pode haver tiques mais complexos como gritar, repetir palavras ou a *coprolalia* (expressar de forma involuntária palavras obscenas ou vulgares). Existem alguns filmes que têm como temática personagens que possuem a *síndrome de la Tourette*, podemos citar: O código do Amor (1999), O Primeiro da Classe (2008), A Menina no País das Maravilhas (2008), Vincent Quer Ver o Mar (2010) e A Estrada Interior (2014).

A *marcha*, sempre que possível, deve ser avaliada, já que muitas doenças metabólicas, como o diabetes que pode gerar neuropatia, doenças neurológicas, como a doença de Parkinson, infecciosas, como a sífilis terciária que pode levar ao *tabes dorsal*, traumas que podem levar a fraturas ou as consolidações ósseas errôneas, deficiências vitamínicas como o déficit de vitamina B_1 que pode levar à síndrome de *Wernicke-Korsakoff* e até mesmo o efeito colateral de medicações, como os sintomas extrapiramidais causados por antipsicóticos podem levar a alterações da marcha. A seguir alguns tipos de alterações da marcha:

- **Atáxica**: os pacientes ampliam sua base de sustentação e caminham batendo fortemente os pés devido à alteração da propriocepção de extremidades. Doenças autoimunes como a esclerose múltipla podem causar essa alteração.

- **Cerebelar**: o paciente caminha de forma oscilante, cambaleante, como se estivesse alcoolizado. Pode ser causada por infecções virais, como HIV e varicela, acidente vascular cerebral (AVC) e tumores cerebrais.

- **De propulsão ou também chamada *march à petit pas* (marcha de pequenos passos)**: o paciente inclina-se para a frente e dá passos curtos que é acelerado após continuar caminhando. É típico da doença de Parkinson.

- **Ébria**: é cambaleante e pode ocorrer em casos de intoxicação alcoólica e por outras drogas.

- **Em tesoura**: há a progressão cruzada dos membros inferiores ao se andar, ocorre pelo encurtamento dos músculos adutores do quadril, provocando a adução das coxas, de modo que os joelhos se cruzam um na frente do outro quando se caminha. Pode ocorrer em casos de paralisia cerebral.

- **Escarvante ou marcha do pé caído**: ocorre no toque do chão com a ponta do pé devido à paralisia de músculos da tíbia anterior provocada por lesões nervosas que impedem a dorsiflexão dos pés em consequência de polineurites.

- **Espástica**: o caminhar é de forma tesa, estendendo os membros inferiores e arrastando os pés, a pessoa anda como se fosse um robô, rigidamente. Pode ocorrer na paralisia cerebral, esclerose múltipla, traumatismo cranioencefálico (TCE) e AVC.

> **Titubeante**: surge, geralmente, por causas psicogênicas, e é caracterizada por hesitação ao andar sem haver nenhuma alteração somática que a justifique. Pode ocorrer em pacientes histriônicos e esquizofrênicos.

Algumas alterações da motricidade são o *estupor*, quando ocorre a total perda da atividade motora voluntária. O paciente apresenta *mutismo*, fica *amímico*, isolado, sem reagir. Pode apresentar *gatismo*. Não se alimenta ou ingere líquidos, não tem autocuidados básicos. Ocorre devido a doenças orgânicas e na esquizofrenia.

A *catalepsia* é a manutenção anormal de posturas ou atitudes físicas associadas à redução da mobilidade. Ocorre em pacientes com esquizofrenia do tipo catatônica.

A *cataplexia* é a paralisação ou imobilização temporária e abrupta do tônus muscular, sem a perda da consciência precipitada, usualmente, por certas emoções. É um dos critérios diagnósticos da narcolepsia (doença neurológica caracterizada pela cataplexia, sonolência diurna excessiva, alucinações hipnagógicas e paralisia do sono).

CAPÍTULO 14

Volição

A *volição* pode ser descrita como a vontade ou desejo. Pode estar direcionada para algo, para alguém ou para algum comportamento. Ela é fundamental para que possamos desempenhar de forma adequada nosso comportamento. Sem ela (*abulia*) ou com sua diminuição (*hipobulia*) o indivíduo acaba sentindo dificuldade para exercer diversas atividades, dependendo da gravidade, até mesmo coisas simples como sair da cama e escovar os dentes, pode ocorrer em episódios depressivos graves. Também pode ocorrer em casos de pacientes com demência, em alguns esquizofrênicos, no retardo mental e no *delirium* hipoativo.

Na *hiperbulia* o paciente refere aumento exagerado da energia e de sua disposição, normalmente associado a impulsividade e diminuição da necessidade do sono e sensação subjetiva de maior capacidade de realização e, algumas vezes, sensação de incremento da força física. Usualmente ocorre em pacientes na fase de mania do transtorno bipolar, mas também pode ser descrita por indivíduos que fazem uso de psicoestimulantes, como a cocaína e as anfetaminas.

A *volição*, segundo Cheniaux (2005), possui quatro etapas: a intenção ou propósito, a deliberação ou análise, a fase decisória e no fim a execução. Todas essas fases são importantes para que o processo volitivo seja adequado. Pacientes impulsivos tendem a ter dificuldade na análise e decisória, logo acabam, muitas vezes, tendo comportamentos erráticos. Pode se dar exemplos em pacientes com transtorno do controle dos impulsos, alguns transtornos de personalidade como o *borderline*, pacientes em fases maníacas e portadores de alterações causadas por lesões cerebrais e epilépticos.

Os *impulsos* são estímulos internos que propulsionam a mente a uma ação específica. Quando ocorre aumento ou diminuição de certos impulsos, há alterações em áreas específicas. Quando se diminui o apetite (*hiporexia*), o paciente refere não ter mais vontade de se alimentar como antes, isso pode ocorrer em indivíduos depressivos, em fase maníaca, demenciados e psicóticos. Quando a diminuição é intensa, pode surgir a anorexia, que se encontra em casos de pacientes com anorexia nervosa. Lembrando que em alguns desses pacientes, geralmente mulheres, no início não há abolição do apetite, nem mesmo diminuição significativa, mas sim medo mórbido de engordar associado à distorção da sua autoimagem. O oposto (*bulimia*) ocorre quando o paciente apresenta um desejo incontrolável de se alimentar, ingerindo uma quantidade grande de alimentos em pouco tempo. Classicamente, ocorre em pessoas com bulimia nervosa, mas pode surgir em psicóticos, demenciados, com retardo mental e em dependentes químicos, em fase de abstinência.

Na questão do desejo sexual pode ocorrer sua diminuição. A *libido* baixa pode surgir em pacientes ansiosos, deprimidos e em várias outras doenças mentais, neurológicas, endocrinológicas e metabólicas. O aumento da *libido* pode ocorrer em pacientes maníacos, psicóticos ou sob o efeito de algumas drogas, como a cocaína ou o álcool. No homem esse aumento é chamado *satirismo*, já na mulher se denomina *ninfomania*. Essas alterações podem causar sintoma isolado dentro do chamado impulso sexual excessivo da CID-10. No cinema o filme "Ninfomaníaca: Volume 1" (2013) relata o drama de uma mulher com desejo sexual descontrolado.

As *parafilias* são alterações do desejo e do comportamento sexual, entre elas temos: *voyerismo* (excitação ao ver uma ou mais pessoas nuas ou em ato sexual), *exibicionismo* (excitar-se ao exibir seus órgãos sexuais para desconhecidos), *frotismo* (prazer ao roçar seus órgãos sexuais em desconhecidos), *masoquismo sexual* (prazer ao sentir dor ou ser humilhado), *sadismo sexual* (prazer ao causar dor física ou psicológica em outra pessoa), *pedofilia* (desejo sexual por crianças ou menores pré-púberes), *gerontofilia* (desejo sexual por pessoas de idade avançada), *zoofilia* (desejo sexual por animais), *necrofilia* (excitação sexual por cadáveres), *fetichismo* (o prazer é causado por objetos inanimados ou partes não sexuais do corpo, como a *podolatria*, que é o fetiche em pés, *travestismo* (excitação sexual quando se veste com roupas típicas do outro gênero), *urofilia* (desejo sexual ao ser urinado ou beber urina), *coprofilia* (desejo ao ser sujo de excrementos, ou mesmo ingerir), *infantilismo* (ocorre excitação sexual ao ser tratado como uma criança) e o transtorno parafílico coercitivo (o indivíduo sente excitação ao ter relação sexual forçada, sem o consentimento).

A maioria dos transtornos caracteriza-se pela não consensualidade de uma das partes, o que caracteriza crime grave, ou por uma necessidade imperiosa de ter que fazer o ato parafílico para se ter excitação sexual ou se chegar ao orgasmo. Além disso, o desejo, a excitação e o prazer apresentam um desvio e se expressam de forma atípica e anormal, do ponto de vista estatístico, biológico, moral, legal e/ou social. Acrescenta-se que parte das *parafilias* acaba levando a prejuízos à pessoa acometida e a terceiros, podendo causar sérios problemas familiares, psicológicos e legais.

Os *atos impulsivos* patológicos são padrões de comportamento repetitivos, com pouco ou nenhum controle inibitório, acompanhados de ações rápidas, automáticas e sem a reflexão adequada. Pode ou não haver crítica do indivíduo.

O *ato compulsivo* é um desejo que a pessoa sente necessidade de realizar, apesar de haver reconhecimento de sua inadequação e, geralmente, certa tentativa de reprimi-lo. São atos motores mais complexos, como limpar, examinar, verificar ou tocar repetidamente algo. São exemplos a *automutilação* (lesões autoprovocadas no corpo por mordidas, arranhões ou com objetos como pregos, cacos de vidro, facas, arames). Podem ocorrer em pacientes com transtorno de personalidade *borderline*, naqueles com retardo mental, com TOC ou psicóticos e em autistas.

Na *frangofilia* o indivíduo sente-se compelido a rasgar e destruir objetos, por vezes destrói documentos pessoais importantes, até mesmo cédulas de dinheiro. Na *piromania* o indivíduo sente um impulso de colocar fogo em coisas ou lugares. Ocorre em pacientes com transtornos de personalidade e em psicóticos. Na *dipsomania* há incontrolável desejo de beber grandes quantidades de bebida alcoólica. A *potomania* é a compulsão de beber água ou outros líquidos, sem sede associada, pode ocorrer em pacientes esquizofrênicos. Já na *polidipsia* há ingestão exagerada de líquido por haver excesso de sede e ocorre em pacientes com alterações metabólicas, como no caso do *diabetes insipidus*.

No *comprar compulsivo* a pessoa experimenta um desejo incontrolável de comprar, geralmente em grande quantidade e em um período curto. Geralmente é descrita sensação de prazer ao realizar as compras e logo após ocorre arrependimento. Acomete mais as mulheres e, muitas vezes, o paciente informa que possui tantas roupas, sapatos ou outros artigos que ainda se encontram empacotados ou com etiquetas.

Na *dromomania*, também chamada *neurose errante* ou *poriomania*, o paciente sente um impulso de andar a esmo. É frequente casos de esquizofrênicos que saem de suas casas e vagam por ruas e estradas, chegando, às vezes, a ir para outras cidades, ou até mesmo outros estados.

Na *cleptomania* o indivíduo sente um desejo intenso de roubar algo, usualmente coisas sem grande valor. O paciente refere forte ansiedade anterior e grande excitação ao cometer o ato.

O *dependente químico* possui, como uma das características da doença, forte vontade (*fissura*) pelo uso de determinadas substâncias. O *adicto* sente-se compelido a usar a substância que é dependente tanto pelo desejo de sentir o prazer que a droga lhe causa como também, para algumas substâncias como o álcool, o tabaco, a cocaína e a maconha, cessar ou diminuir os sintomas de abstinência. Há perda da capacidade de se autodeterminar com relação a iniciar ou manter o consumo de uma substância. Assim o paciente acaba perdendo sua capacidade de autonomia, já que perde sua capacidade de gerir sua vontade, seu desejo e consequentemente de controlar suas ações.

O transtorno obsessivo-compulsivo é caracterizado pelos *pensamentos obsessivos* (pensamentos intrusivos, repetitivos que geram ansiedade e *egodistônicos*) e pelo *comportamento compulsivo* (ação motora repetitiva e estereotipada que, quase sempre, visa "bloquear" ou amenizar os *pensamentos obsessivos*. Há uma intencionalidade, mas não uma voluntariedade). É comum compulsões de limpeza, verificação, simetria, acumulação, contagem ou repetição de um ato. Geralmente o paciente possui crítica sobre seu comportamento, mas sente muita angústia caso não o realize. O filme O Aviador, estrelado por Leonardo Di Caprio, conta a história do industrial e cineasta Howard Hughes que sofria da forma grave do transtorno. Outros filmes que retratam essa doença são o estrelado por Jack Nicholson Melhor Impossível e a comédia espanhola TOC TOC.

CAPÍTULO 15

Consciência do Eu

A *consciência do eu* é a capacidade que o indivíduo possui de saber que é único e indivisível (*unidade do eu*), de que está vivo, logo de existir (*consciência da existência do eu*) de que possui uma identidade própria, com nome, idade e história pessoal única (*identidade do eu*), que possui limites físicos e mentais (*limite do eu*) e, por fim, que é responsável por suas ações, comportamentos, pensamentos, emoções e sentimentos (*atividade do eu*).

Em alguns doentes mentais, especialmente em psicóticos, como esquizofrênicos, mas também oligofrênicos, pacientes demenciados, aqueles em *delirium* ou indivíduos intoxicados por drogas como o LSD, a pisilocibina ou a *cannabis* podem apresentar alterações em uma ou mais dessas partes da consciência do eu, até mesmo de todas elas ao mesmo tempo.

Quando ocorre a alteração da consciência da unidade do eu há a crença de que existam divisões e coexistência de dois ou mais "eus" simultaneamente. O paciente pode acreditar ter, por exemplo, um lado bom e um lado mau que convivam simultaneamente e de forma não integrada. Pode dizer ter nomes, personalidades e histórias pessoais próprias. Com isso, consequentemente, o indivíduo acometido pode apresentar *ambivalência afetiva* e *volitiva* ou *dissociação ideoafetiva*.

Na alteração da consciência da existência do eu o paciente acredita não estar mais vivo, como ocorre na *síndrome de Cotard*, ou de não estar existindo, e pode dar explicações delirantes, geralmente de temática bizarra para isso ou simplesmente dizer não saber explicar como isso seria possível.

Na alteração da *identidade do eu* o paciente assume a identidade de outra pessoa, algumas vezes de alguma figura histórica, como um santo, acredita ser Jesus Cristo ou o imperador romano Júlio César ou de alguma celebridade como um ator ou algum político em evidência. Outras vezes simplesmente o paciente crê ser uma outra pessoa, mas sem necessariamente ser famosa, pode achar que é seu pai, sua mãe ou alguma outra pessoa qualquer. Em graus mais leves a pessoa pode ter a sensação de não reconhecimento de si mesmo, sem assumir outra personalidade. Isso ocorre nos fenômenos de *despersonalização*, que podem ocorrer em quadros ansiosos, depressivos, conversivos ou sob efeito de drogas. *Licantropia* é o termo usado para pacientes que acreditam terem se metamorfoseados em lobisomens.

Alguns adolescentes podem apresentar episódios de *despersonalização* sem que isso seja necessariamente patológico. Muitas vezes a sensação de *despersonalização* vem acompanhada do fenômeno de *desrealização*, que é uma sensação de estranhamento com o mundo externo, como se estivesse "sonhando acordado".

Quando ocorre a alteração dos *limites do eu* a pessoa passa a acreditar e a sentir que seu limite físico não acaba na ponta de seus dedos, e/ou que seus pensamentos não ficam circunscritos à sua mente, mas sim que acabam se fundindo com o mundo externo ou em outras pessoas. Uma porta e uma cadeira podem parecer para o paciente estarem ligadas a ele e até mesmo ter a sensação física de ser tocado se alguém tocar nesses objetos. O paciente pode achar que consegue ler seus pensamentos (*leitura de pensamento*) ou ler o pensamento de outras pessoas, ou que seus pensamentos são divulgados (*difusão de pensamento*), ou que seus pensamentos são audíveis (*sonorização de pensamento*). A obra Amor Proibido – O Impossível (1945) da escultora brasileira Maria Martins parece ser uma forma interessante de se imaginar a perda do limite do eu (Figura 15.1).

Nas alterações da *atividade do eu* o paciente acredita que pensamentos, ações ou sentimentos podem ser enxertados, roubados ou modificados por terceiros através do pensamento, de "telepatia" ou por aparelhos. Essa alteração está diretamente relacionada com o delírio de influência que explica ou dá origem a essa alteração da consciência.

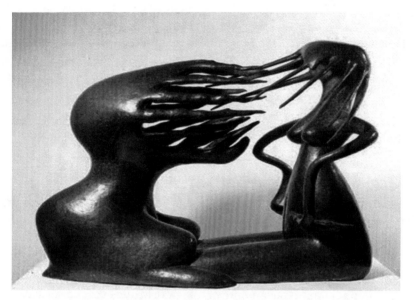

Figura 15.1 • Amor Proibido – O Impossível (Maria Martins, 1945).

CAPÍTULO 16

Pragmatismo

O *pragmatismo* pode ser entendido como a capacidade de desenvolver planos formulados. O mesmo pode ser observado em praticamente todas as ações que são realizadas, desde atos simples como escovar os dentes ou tomar banho, até os mais complexos como decidir sobre como desenvolver um projeto científico.

No *apragmatismo* há a falta completa da capacidade de planejamento e desenvolvimento de ações e condutas. No *hipopragmatismo* ocorre diminuição, mas ainda o paciente consegue fazer e planejar tarefas mais simples ou com mais esforço e lentidão, além de poder ocorrer maior número de erros, mas não está abolida totalmente como no apragmatismo. Tanto o *apragmatismo* como o *hipopragmatismo* podem ocorrer em quadros de pacientes com catatonia, na depressão, no retardo mental ou nos quadros demenciais. Não se fala em *hiperpragmatismo*, pois ele somente pode estar adequado ou diminuído.

Assim como todas as outras funções mentais na avaliação do *pragmatismo*, existe relação direta com outros aspectos da mente, principalmente a consciência neurológica, a volição, a atenção, a inteligência, o humor e o pensamento. Ocorrendo alteração em uma ou mais das funções anteriores, consequentemente existe a possibilidade de alteração no pragmatismo.

Músicos para poderem elaborar suas canções, escritores para desenvolverem seus textos, pintores e escultores para criarem suas obras, entre outros profissionais, necessitam de uma organização adequada para a realização e finalização corretas de seus projetos.

A Capela Sistina (Figura 16.1), situada no palácio apostólico na cidade-estado do Vaticano, precisou de um projeto arquitetônico, feita por Baccio Pontelli, que para ser realizada necessitava de organização e planejamento, por meio de um método, para sua construção. Assim como a decoração e os afrescos que lá existem. Pintores como Michelangelo, Botticelli e Rafael precisaram elaborar cuidadosamente como fariam suas pinturas, preocupando-se com o espaço, com o que contar, como fazer, que cores usar, avaliando a harmonia e proporção, além de vários outros detalhes, e por fim executar os afrescos. Todo esse processo necessitou que todos os partícipes dessa construção estivessem com pragmatismo adequado, além, é claro, da genialidade própria dessas grandes figuras históricas.

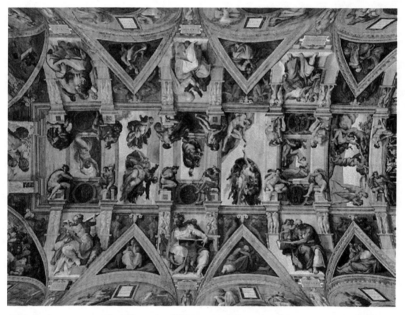

Figura 16.1 • Detalhe do teto da Capela Sistina (Michelangelo, século XVI).

A análise do *pragmatismo* se dá por meio da avaliação da capacidade do paciente em lidar com tarefas diárias, das mais simples e elementares, como se vestir e escovar os dentes, até as mais complexas, como desenvolver o raciocínio para lidar com problemas no trabalho e na vida cotidiana. Uma forma de avaliação do pragmatismo é solicitar os passos que devem ser realizados para determinadas tarefas, como, por exemplo: a maneira de se fazer um bolo no caso de uma pessoa que saiba cozinhar ou quais passos devemos dar para a colocação de um quadro na parede ou como organizamos uma mala para viagem de férias ou qualquer outra atividade que seja usual ao paciente. Em situações de pacientes psicóticos graves, com quadros demenciais, depressões graves e deficiência mental, pode ocorrer alteração do pragmatismo até para atos mais simples e básicos.

CAPÍTULO 17

Prospecção

A *prospecção* é a forma como se planeja o futuro pessoal, os objetivos que o indivíduo faz com relação a sua vida pessoal, profissional, familiar e social. De maneira geral, as pessoas fazem pressupostos. Parece haver relação direta com as necessidades pessoais. Salvador Sá Junior (1988) afirma que *a afetividade revela a sensibilidade interna da pessoa diante da satisfação ou frustração de suas necessidades*. E acrescenta que *essas necessidades são dinâmicas e que seu conteúdo se amplia e se desenvolve à medida que se modificam os objetos do desejo*. E que essas necessidades são primárias (mais básicas, biológicas, como necessidade do alimento, do conforto térmico) e secundárias (superiores e psicossociais, como a aceitação social e adquirir bens materiais melhores). Pode-se pressupor que a prospecção é uma forma indireta de avaliação dessas necessidades que, em geral, apresentam desejos futuros de realizações. Obviamente, as necessidades mais basais precisam ser supridas para que se pense nas menos necessárias. Não parece óbvio um ser humano que não consegue saciar sua fome desejar comprar um relógio. Existe uma necessidade de suprir a fisiologia básica para depois suprir os desejos superiores.

A avaliação da *prospecção* se faz questionando a pessoa sobre seus planos futuros e como o indivíduo pretende realizá-los. Também deve-se observar se são exequíveis, se são em grande número, se estão ausentes, se há otimismo exagerado ou, o contrário, se há pessimismo excessivo. Os quadros de humor e ansiedade, como na depressão e no transtorno de ansiedade generalizada, podem fazer com que a pessoa não consiga fazer planos futuros, às vezes, até mesmo possuir uma visão de ruína ou niilista com o futuro. Em pacientes maníacos pode ocorrer uma prospecção exageradamente otimista, ou até mesmo de uma grandiosidade pouco provável. Em pacientes esquizofrênicos pode haver prospecção delirante, como dizer que tem como plano criar uma máquina de teletransporte. Em pacientes oligofrênicos ou demenciados pode não ser possível para eles entenderem ou darem uma resposta adequada a respeito da prospecção.

No clássico livro de Cervantes *Don Quixote de La Mancha* (1605), o personagem principal serve de exemplo fictício de alguém que não possui prospecção adequada, pois ele apresenta planos mirabolantes e pouco possíveis e tem como contraponto às suas ideias e planos impossíveis seu ajudante Sancho Pança (Figura 17.1).

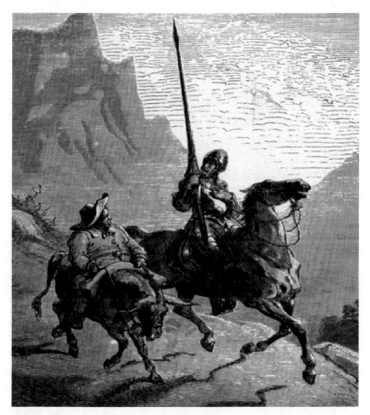

Figura 17.1 • Don Quixote e Sancho Pança de Gustave Doré (1863).

CAPÍTULO 18

Imaginação

Segundo Albert Einstein, *a imaginação é mais importante que o conhecimento, porque o conhecimento é limitado, ao passo que a imaginação abrange o mundo inteiro.* A imaginação pode ser entendida como a capacidade de criar formas diferentes ou originais de lidar com problemas, dar soluções, criar coisas, produzir algum tipo de arte, ter ideias ou criar hipóteses.

Alguns pacientes referem aumento da capacidade imaginativa quando em hipomania ou mania. Geralmente, apesar da percepção de aumento da *imaginação*, nota-se pouca, ou mesmo nenhuma, consequência prática, pois devido ao estado de humor exaltado, inquietude, dificuldade da atenção acaba ocorrendo prejuízo no pragmatismo e, consequentemente, não havendo consequência real dessa percepção de aumento da *imaginação*.

Em pacientes depressivos pode ocorrer diminuição importante da capacidade imaginativa e isso ser particularmente nocivo para pessoas que necessitam de sua imaginação como ferramenta de trabalho, como, por exemplo, artistas, arquitetos, escritores, fotógrafos e estilistas. Também ocorre diminuição dessa função em pacientes psicóticos e demenciados ou com retardo mental.

Não se deve confundir delírios, principalmente os de temática fantástica ou bizarros, com aumento da imaginação. O que ocorre nesse caso é uma alteração do conteúdo do pensamento e do juízo crítico da realidade, não levando a uma consequência positiva para o paciente ou para a sociedade.

Pacientes com transtorno de personalidade antissocial e histriônica, assim como em alguns pacientes com retardo mental, quadro inicial de demência e em alguns pacientes em mania podem apresentar a *mitomania* (*mentira patológica* ou *pseudologia fantástica*), que é a criação de histórias de forma entusiástica para se tentar admiração de terceiros. É uma das características da *síndrome de Münchausen*, que é caracterizada também pela peregrinação e simulação de doença. O nome da síndrome deriva do barão de Munchaüsen (século XVIII) que inspirou uma série de contos onde era protagonista de aventuras exageradamente fantasiosas (Figura 18.1).

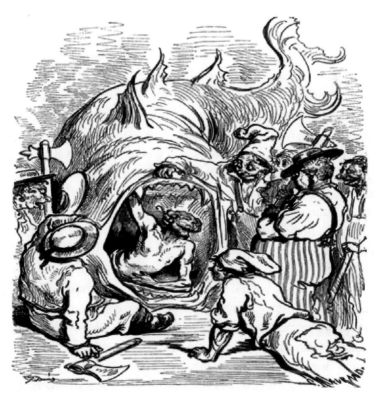

Figura 18.1 • Ilustração sobre as histórias do barão de Munchaüsen (1862).

CAPÍTULO 19

Julgamento

O *julgamento* é dividido em *consciência de morbidade* ou *insight* sobre a doença e *juízo crítico da realidade*. A *consciência de morbidade* é a capacidade de se perceber doente. Quando adequada, o paciente, ao estar doente, possui a percepção que algo não está saudável. Isso pode ser percebido por algum sintoma específico (aquilo que o paciente sente) como dor, sensação de angústia ou a impressão de alguma alteração fisiológica, como apresentar insônia ou modificação no hábito intestinal.

Diz-se que é *egodistônico* ao paciente quando, ao apresentar um sintoma, há entendimento do indivíduo que algo não está bem ou adequado. Porém, em algumas situações a cronicidade pode fazer com que o indivíduo acredite ser normal possuir certas alterações, sendo chamado então de sintoma *egossintônico*. Por exemplo, paciente que possui uma situação socioeconômica precária e viva em um local sem as condições sanitárias adequadas, como rede de esgoto e água tratada, e seja acometido de uma verminose há anos pode acreditar que seu padrão de evacuações excessivas e aquosas sejam normais, pois há anos possui essa condição.

Algumas doenças psiquiátricas podem fazer o indivíduo não se perceber doente, como às vezes ocorre em alguns pacientes psicóticos que verdadeiramente acreditam, por exemplo, estar sendo envenenados por alguém. Isso explica a necessidade de, em alguns casos, tratamento involuntário, como internação. A falta de consciência de sua doença pode fazer com que alguns pacientes coloquem terceiros em situação de risco, e muito frequentemente eles próprios, podendo até mesmo irem a óbito. Como, por exemplo, no caso de um paciente delirante que, acreditando que pessoas queriam lhe matar, pensava que estavam envenenando suas refeições e por isso deixa de se alimentar, o que é chamado de *sitiofilia*.

O indivíduo só pode exercer o seu livre-arbítrio quando possuir adequadamente sua capacidade de volição, pensamento e ação. Caso isso não esteja ocorrendo, o indivíduo não pode ser considerado autônomo. Por exemplo, uma pessoa que sofra um traumatismo cranioencefálico e apresente sinais de fratura de base de crânio (olhos de guaxinim, edema e equimose periorbital, *sinal de Battle* – equimose retroauricular – e otorreia) e encontre-se agitada e confusa, por mais que deseje ir embora do ambiente hospitalar, será impedida por qualquer profissional minimamente responsável. Pois o caso em tela demonstra claramente incapacidade decisória do indivíduo devido a um traumatismo craniano. Da mesma maneira, isso também pode ocorrer em pacientes psiquiátricos. Pacientes psicóticos, como esquizofrênicos, ou sob o efeito de certas drogas como o álcool ou cocaína, indivíduos severamente deprimidos, demenciados, oligofrênicos ou em episódio maníaco podem perder parcial ou até totalmente a capacidade de se perceberem doentes.

O *juízo crítico da realidade* é a capacidade de entender e perceber a realidade dentro de um contexto lógico e de uma realidade histórico-cultural em que o indivíduo esteja inserido. Todo paciente que possui delírio obrigatoriamente apresenta alterado seu juízo crítico da realidade. Mas pode haver alteração do juízo crítico da realidade em pacientes não delirantes. Por exemplo, um paciente com delírio de grandeza pode acreditar ter superpoderes, como voar ou ser imune à dor, logo ele está delirante e com seu juízo crítico da realidade alterado. Já um paciente com quadro depressivo grave pode achar que não há mais sentido em viver e pensa em suicídio e, mesmo não apresentando delírio, apresenta juízo crítico da realidade alterado.

A avaliação da *consciência da morbidade* pode ser feita diretamente questionando o paciente se ele se sente ou está doente, ou de forma indireta por meio da maneira como a pessoa responde às perguntas feitas pelo entrevistador. Se responde de forma a parecer não perceber as alterações quando existirem ou tenta dissimular os sintomas, ele se esforça para escondê-los. Muitas vezes é necessária a coleta de informações de acompanhantes e familiares para se confirmar alguns dados.

Já o *juízo crítico da realidade* é avaliado por meio de questionamentos sobre a vida do paciente, pelo próprio exame do estado mental e, algumas vezes, é preciso questionar sobre dados da realidade para se ter certeza sobre sua integridade. Podem-se fazer perguntas sobre questões lógicas, sobre dados recentes da atualidade e pedir para o paciente dar suas interpretações. Obviamente o avaliador não fará juízo de valores sobre questões ideológicas, políticas, culturais ou religiosas, mas precisa avaliar conceitos, juízos universalmente aceitos e o raciocínio do paciente.

O filme espanhol "As Linhas Tortas de Deus" possui um enredo que mostra alterações em alguns personagens, tanto da consciência de morbidade quanto de juízo crítico da realidade, e faz pensar na dificuldade que muitas vezes é de avaliar essa função mental (Figura 19.1).

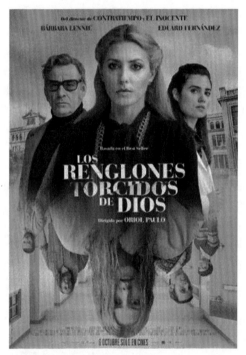

Figura 19.1 • Cartaz do filme As Linhas Tortas de Deus (2022).

CAPÍTULO 20

Autovaloração

Todo indivíduo possui uma imagem de si, em que ele pode autoavaliar-se de forma coerente, adequada, tendo compreensão de suas qualidades e habilidades, que podem ser inatas, construídas e melhoradas. Além disso, o indivíduo mentalmente saudável possui capacidade de perceber e conviver sem sofrimento com suas limitações e defeitos. Sabendo que essas limitações, algumas vezes, podem ser trabalhadas e até eliminadas, mas uma pessoa mentalmente madura também possui a consciência de que algumas limitações não podem ser modificadas.

De maneira geral, o ser humano tenta se aprimorar ao longo da vida. Isso acaba sendo uma pressão biológica para melhorar sua capacidade de adaptação ao meio. A pressão biológica soma-se à pressão social e até à histórica. O ser humano ao longo de sua existência na Terra tem aumentado seu conhecimento e a complexidade do saber e das inter-relações, principalmente nas últimas décadas com o advento da *internet*, da inteligência artificial e da globalização. Isso fez crescer exponencialmente a quantidade de informações e consequentemente de exigências em, praticamente, todos os campos da vida humana. Isso parece aumentar a pressão sobre as pessoas e pode apresentar consequências importantes na sua autoestima, principalmente naquelas que possuem maiores dificuldades de se adaptarem às rápidas mudanças atuais.

Considera-se que a *autoestima* é a capacidade de saber reconhecer suas qualidades, assim como perceber suas limitações ou defeitos, tentando, dentro do possível, melhorá-los ou extingui-los, mas mesmo quando isso não for possível sentir-se bem consigo mesmo e ter uma visão realística de seus atributos positivos e negativos.

A *autoestima* é determinante para que o indivíduo se sinta seguro consigo e com terceiros, já que a autoestima baixa leva a pessoa, muitas vezes, a sentir-se mal consigo, podendo levá-la mais facilmente a desistir de seus objetivos, ou mesmo nem os tentar.

Quadros depressivos e ansiosos usualmente acabam levando o indivíduo a ter diminuição de sua autoestima. O paciente deprimido e ansioso, por exemplo, sente-se feio, incapaz, inútil e sem potencial. Essa alteração independe da realidade, mesmo um indivíduo com boa capacidade cognitiva, por exemplo, que possui fatos que comprovem essa qualidade não consegue, muitas vezes parcial ou totalmente, se deprimido, percebê-los. Indivíduos que apresentam uma aparência bonita podem se sentir feios, até mesmo repugnantes. Podem ficar obcecados por pequenas alterações físicas, ou mesmo se perceberem fisicamente feios sem haver realmente nenhuma alteração significativa de seu aspecto físico.

Pacientes com quadros demenciais iniciais ao perceberem sua queda cognitiva podem apresentar uma alteração significativa da autovaloração, sendo, inclusive, um período de risco aumentado para episódios depressivos e até mesmo de suicídio.

Pacientes psicóticos e bipolares também podem apresentar alterações da autoestima de forma delirante, como acreditar ter uma inteligência sobredotada, força descomunal ou superpoderes. O delírio de grandeza acaba influenciando diretamente a própria autopercepção e, consequentemente, na autoavaliação. Em bipolares pode ocorrer, sem haver delírios de grandeza, autoestima inflada, ou seja, não há realmente um delírio, mas devido ao estado de humor exaltado, aumento de energia e velocidade de pensamento aumentada o paciente começa a se perceber mais inteligente, mais atraente e mais capaz do que seja realmente.

Pacientes com transtornos de personalidade, como *borderlines* e histriônicos, possuem autoestima baixa e oscilante. Já nos transtornos de personalidade antissocial e narcisista os pacientes possuem autoestimas irreais, acreditando serem melhores do que as pessoas e sendo detentores de "direitos" especiais. Uma forma de autoestima inflada, mas que pelas outras características do transtorno de personalidade, acaba levando a situações potencialmente danosas a terceiros.

A *autoestima* adequada pode ser reforçada por uma criação adequada dos pais ou cuidadores, evitando traumas graves durante a infância, reforçando na criança a necessidade do empenho para as conquistas, mas sem exageros, valorizando o esforço mais que as qualidades e reconhecendo as qualidades de forma realista. Famílias muito críticas ou exigentes aumentam o risco do desenvolvimento de crianças e futuros adultos com problemas na autoestima. Cabe ressaltar que o elogio exagerado e irreal também parece prejudicar essas crianças da mesma maneira, tornando-as adultos com autoestima irreal e que, futuramente, lidarão mal com as frustrações comuns da vida e das relações humanas.

Para avaliar essa função pode-se perguntar diretamente sobre como está a *autoestima* do entrevistado, questionar sobre suas qualidades, defeitos, características, potenciais, se a pessoa se sente confortável com sua aparência, com sua capacidade cognitiva, com seu trabalho, nos estudos e quando se compara com as outras pessoas.

Uma das maneiras de trabalhar a *autoestima* é por meio das psicoterapias, principalmente porque elas acabam gerando melhora do autoconhecimento e das capacidades individuais, pois podem trabalhar sistemas de crenças mantenedoras de visões negativas de si mesmo e fazer com que o indivíduo consiga dar novos significados e interpretações para fatos que podem estar afetando sua capacidade de se autoavaliar.

O livro de temática fantástica "A metamorfose" de Franz Kafka descreve uma pessoa que se transforma em inseto e, consequentemente, acaba sendo isolada de sua família. Em interpretação livre, pode-se imaginar que, de forma simbólica, o autor descreve alguém que fica à margem de sua própria família tornando-se um inseto, ou seja, algo menor, sujo, asqueroso, como pode ocorrer em pacientes gravemente deprimidos que acabam tendo uma alteração significativa de sua autoestima e reforçando visões negativas de si mesmo.

CAPÍTULO 21

Entrevista Psiquiátrica

A entrevista psiquiátrica é a forma como o médico psiquiatra tem de fazer sua avaliação e com ela, por meio da própria anamnese, o exame do estado mental. Quando necessário solicitar exames complementares para a realização de diagnósticos diferenciais para, com isso, chegar às suas hipóteses diagnósticas, tomar uma conduta terapêutica que envolve a parte farmacológica e não farmacológica e por fim dar um prognóstico ao paciente.

Não é obrigatório, e muitas vezes não se consegue, em uma primeira consulta ter todos esses elementos realizados, mas, em geral, consegue-se na maioria dos casos, pelo menos, se ter uma hipótese diagnóstica sindrômica e uma conduta terapêutica inicial.

A entrevista deve ser realizada em ambiente tranquilo, sem interrupções, onde se tenha a certeza de que a conversa não será ouvida por terceiros, para se respeitar o sigilo ético próprio da consulta médica. Além disso, o ambiente deve proporcionar confortos físico (com acomodações adequadas e confortáveis), térmico e acústico.

O ideal é que em uma primeira consulta, ou pelo menos no início da entrevista, o paciente entre sozinho, pois em algumas situações ele pode negar certos sintomas por vergonha, medo ou receio de seus acompanhantes. Exceção à regra é quando o paciente se apresenta muito inseguro e prefere que seu acompanhante fique consigo no atendimento. Com o passar do tempo, o paciente pode sentir-se mais confiante e com isso não precisar que alguém o acompanhe durante sua consulta. Quando o entrevistador perceber, ou achar necessário, caso desconfie, por exemplo, que é o acompanhante que não quer que o entrevistado fique sozinho, o médico deve solicitar para ficar a sós com o paciente para poder indagar se existe algo que ele deseje falar e por algum motivo, como vergonha ou medo, não fala na frente de seu(s) acompanhante(s).

Há necessidade de se perceber e, de certa forma, se moldar ao perfil do paciente para melhorar a relação médico-paciente. Um paciente muito ansioso pode necessitar, no início da consulta, falar mais e o psiquiatra ter uma postura mais passiva e tentar interromper o mínimo possível. Obviamente o médico precisa conduzir a consulta, pois necessita de alguns dados que são importantes para a entrevista. Em certas situações, o entrevistador, após um tempo, deve interromper educadamente o paciente e informar que necessita saber de outras informações. Com pacientes mais tímidos, introspectivos ou desconfiados, o psiquiatra deve ter uma postura mais ativa e estimular a conversação.

A observação da mímica, conduta e comportamento do paciente é parte inerente da consulta, pois alterações nessas áreas podem dar informações relevantes com relação a certos assuntos que, consciente ou inconscientemente, são importantes. O entrevistador sempre deve ter uma postura educada e empática, não sendo necessário, mas aconselhável, que também seja simpático, pois isso ajuda a diminuir a resistência e crenças que alguns pacientes possuem com relação à psiquiatria.

O respeito à semiologia psiquiátrica (estudo dos sinais e sintomas que no caso específico se refere à psicopatologia) e à sua semiotécnica (método correto para se identificar e obter sinais e sintomas) é fundamental para que a entrevista psiquiátrica seja eficaz.

É importante que os dados de identificação sejam registrados no prontuário do paciente por questões administrativas, legais, éticas, mas também porque eles são importantes, do ponto de vista clínico, pois muitos dados epidemiológicos podem dar informações relevantes para se pensar em diagnósticos e na conduta a ser tomada. Temos como exemplo: a idade de início dos sintomas. Uma pessoa que aos 60 anos de idade refere sintomas que sejam compatíveis com déficit de atenção e que se iniciaram recentemente não tem como ser diagnosticada com o transtorno de déficit de atenção e hiperatividade. Inicialmente pensaremos em alguma etiologia somática (um hipotireoidismo, por exemplo), quadro demencial inicial, quadro de humor ou de ansiedade, entre outras possibilidades clínicas.

A profissão do paciente pode dar indícios de maior possibilidade de estressores específicos, como, por exemplo, as situações estressoras comumente encontradas em profissionais da área de saúde e policiais. A profissão também fornece dados que ajudarão a pensar em riscos aumentados. Por exemplo, caso um policial tenha quadro depressivo com ideação suicida, por possuir acesso a armas, em tese, essa pessoa apresenta risco aumentado de suicidabilidade pelo acesso mais fácil a métodos letais.

A questão do gênero também é importante, pois alguns quadros são mais prevalentes nas mulheres, por exemplo, a depressão, e outros mais prevalentes em homens, como as dependências químicas. Parece haver também, em alguns estudos, a relação de maior risco de suicídio para a população LGBQTIA+ (população formada por lésbicas, gays, bissexuais, queer, transexuais, intersexuais, assexuais e mais: todas as outras siglas e identidades, como pansexuais e não binários), provavelmente pelas questões de preconceitos e dificuldades que essas pessoas ainda sofrem (Harris, 2013; Burish et al., 2023).

Fatores sociais são importantes. como estado civil, pois viúvos, separados e solteiros possuem estatisticamente maior risco de cometer suicídio que casados e pessoas que possuem filhos. A religião pode ser um fator protetor para o suicídio. Não raramente pacientes afirmam que a única coisa que os impedem de cometer um suicídio é sua crença religiosa.

A conduta terapêutica pode basear-se na situação familiar e social do paciente. Por exemplo, paciente que vive sozinho, solteiro, sem filhos, sem uma rede de apoio adequada possui mais riscos do que aquele com a mesma depressão grave, mas casado, com filhos e com uma rede social adequada.

Registrar endereço, telefones e contatos são importantes para a necessidade, eventual, de se entrar em contato com o paciente ou com os familiares ou responsáveis em alguma situação de emergência.

A anamnese-padrão possui vários estilos, mas, de maneira geral, segue uma ordem. Aqui colocaremos uma das possibilidades. Como escrito anteriormente, iniciamos com dados de identificação, colocando o nome completo do paciente, data de nascimento, idade, naturalidade, profissão, procedência, estado civil, religião, raça, endereço e telefones para contato.

Após os **dados de identificação**, costuma-se colocar os dados de **história mórbida atual (HMA)**. Evita-se o uso de termos técnicos para as possíveis alterações encontradas ou referidas, prefere-se sempre descrever com detalhes e, por vezes, textualmente as palavras do paciente, colocando-as em parênteses. Por exemplo, em vez de escrever no prontuário "Paciente refere pseudoalucinações auditivas", é preferível registrar: "Paciente informa estar ouvindo vozes masculinas dentro de sua cabeça". Os nomes técnicos são colocados posteriormente na súmula psicopatológica.

Na **HMA** descrevem-se os sintomas expostos pelo paciente, os sinais observados ou avaliados pelo examinador, sua intensidade, o prejuízo que elas causaram na vida social, familiar, laboral e individual da pessoa. Se são egossintônicos ou egodistônicos, ou seja, se respectivamente são aceitos como normais ou adequados pelo paciente ou não. É importante avaliar quando os sintomas se iniciaram, se melhoram ou pioram com algo ou em algum horário, ou em alguma situação específica.

Também algumas vezes devemos descrever a ausência de alguns sinais e sintomas. Por exemplo, se o paciente refere estar triste, desanimado, com alterações do sono, apetite e memória, mas nega ideação suicida, esse último dado é importante para a classificação da intensidade do quadro e para a conduta terapêutica. Assim como a negação de episódios prévios de hipomania e/ou mania faz o médico descartar, pelo menos temporariamente, a possibilidade de se tratar de um paciente com quadro de transtorno afetivo bipolar.

Deve-se estar atento a possíveis fatores estressores, uso de substâncias lícitas ou ilícitas e de medicamentos, além de doenças somáticas, pois todos esses dados podem ser fatores contribuintes para os sintomas ou até mesmo causais para as queixas apresentadas. São exemplos: um paciente usuário de cocaína que ao se intoxicar apresenta crises de pânico; um paciente com insônia que abusa da quantidade diária de café ou um paciente com queixas de anergia, indisposição e com hipotireoidismo não tratado.

Na **história mórbida pregressa (HMP)** é descrito se o paciente já apresentou sintomas semelhantes, ou não, anteriormente ou se trata de um primeiro episódio. Costuma-se questionar sobre sintomas das grandes síndromes psiquiátricas, como síndromes depressivas, ansiosas, obsessivas, psicóticas, confusionais, obsessivo-compulsivas e ligadas ao abuso de substâncias. Nesse item é importante deixar escrito também quando as respostas forem negativas, pois isso irá ajudar na elaboração do raciocínio clínico. Também se questiona se o paciente já pensou, planejou ou tentou suicídio ou apresentou algum comportamento de se infringir lesões.

É importante descrever se o paciente teve doenças próprias da infância, ou alguma doença mais grave, se já ocorreram traumas físicos ou psicológicos importantes. Se já passou por alguma cirurgia, mesmo que as ditas pequenas cirurgias ou intervenções estéticas. Também se descreve se o paciente já apresentou alguma reação alérgica ou efeito colateral grave com alguma medicação. Questiona-se sobre o uso prévio de psicofármacos e, se afirmativo, descrever a dosagem, tempo de uso e percepção de efeito da medicação no paciente, e se apresentou algum efeito colateral.

A **história mórbida familiar** (**HMF**) é um item de extrema importância, pois existe uma taxa de concordância e herdabilidade dos transtornos mentais, principalmente nos quadros de humor, ansiedade e psicoses. Portanto, descreve-se a existência de alguma doença mental diagnosticada em pais, irmãos (se houver), avós, tios e primos mais próximos. Também é relevante colocar doenças somáticas, com ênfase nas doenças neurológicas, como, por exemplo, os quadros demências e as epilepsias. Descrever a personalidade dos pais é necessário para se pensar em doenças mentais não diagnosticadas ou na influência de alguns tipos de personalidade na criação e formação da personalidade do paciente. Caso o paciente seja adotado e não tenha essas informações, ou mesmo por algum motivo não sabe informar sobre sua história familiar, deixar anotado no prontuário o desconhecimento desse dado por parte do consultado.

Nas **condições e hábitos de vida** (**CHV**) descreve-se a vida social do paciente, se possui amigos, se costuma sair, quais são seus hábitos costumeiros, se possui atividades de lazer, quais são elas, se possuir algum relacionamento afetivo descrever como ele é e se apresenta algum problema específico. Em relação à sexualidade, pergunta-se sobre a orientação sexual e também se indaga sobre a libido. Questionam-se sobre atividades físicas, atividades artísticas e intelectuais. Saber sobre esses dados é importante porque eles podem ser fatores de estresse, por exemplo, má relação conjugal pode gerar estresse frequente e agravar ou desencadear um quadro de ansiedade. No caso de pacientes sedentários e com maus hábitos alimentares, o médico deve dar orientações sobre mudanças de hábitos de vida, como estimular a atividade física, quando não houver contraindicação, ou, por exemplo, o lazer em um indivíduo *workaholic*.

Nas **CHV** também se descreve o consumo, se houver, e a frequência de substâncias lícitas, como café, chimarrão, tereré, chás, refrigerantes, estimulantes, anabolizantes e de álcool. O ideal, se houver consumo de alguma substância, é que se interrogue com mais detalhes o padrão de consumo, com relação a quantidade, frequência e problemas eventuais envolvidos com esse uso. Descrições como "uso social" são pouco precisas e podem esconder padrões abusivos de consumo e, às vezes, até dependência. Da mesma maneira se questiona sobre as drogas ilícitas, como maconha, cocaína, pasta-base, solventes, alucinógenos, entre outros, independentemente da idade do indivíduo. O questionamento deve ser sempre feito de forma tranquila e, se necessário, reforçar no paciente a questão do sigilo da consulta e a importância de não esconder possíveis usos pela questão diagnóstica, e até mesmo pelo risco de interação medicamentosa, caso se prescreva algo para o paciente.

No **história do desenvolvimento (HDs)** é questionado sobre a gestação do paciente, se ocorreu intercorrências, infecções, traumas físicos ou psíquicos com a gestante, se essa gestação foi esperada e planejada, as condições que a mãe ou os pais viviam, se foi a primeira ou qual a ordem das gestações. Se ocorreram abortos antes ou depois, se foram espontâneos ou provocados. Também se descreve se o paciente foi amamentado e por quanto tempo.

Os **marcos de desenvolvimento da infância** (Quadro 21.1), como quando o paciente iniciou a engatinhar, a andar, a balbuciar e a falar devem ser anotados, pois atrasos nesses ditos marcos podem indicar a possibilidade de transtornos no desenvolvimento ou déficits cognitivos. Questiona-se a relação afetiva que possuía com a mãe e a relação com outras crianças, a forma de brincar, as características iniciais da personalidade. Pergunta-se quando entrou na escola, a relação que possuía com outras crianças e professores, e se no período escolar sofreu algum tipo de *bullying* (caracterizado como prática de atos de violência física ou psicológica, intencionais e repetidos, cometidos por um ou mais agressores contra determinada vítima). Também se pesquisam sobre possíveis traumas físicos, psicológicos ou até sexuais que possa ter sofrido. Indaga-se sobre o comportamento diante das frustrações, problemas e regras sociais.

Muitas vezes alguns desses dados são desconhecidos do entrevistado e, quando isso ocorrer, seria importante tentar entrar em contato com os pais para se obter essas informações, que são de suma importância quando se pensa em diagnóstico diferencial de transtornos de espectro autista, em deficiências mentais, transtornos de personalidade, transtornos espe-

Quadro 21.1 • Marcos resumidos do desenvolvimento infantil. As marcações são o período em que 90% das crianças adquirem o marco.

Idade (em negrito a idade em meses, e em itálico, em anos)	1	2	3	4	5	6	7	8	9	10	11	12	13	14	15	18	21	*2*	*3*	*4*	*5*	*6*
Olha para as pessoas que a observa	x	X	x																			
Balbucia			x	x	X																	
Vira a cabeça na direção de um som				x	X	x	x	X														
Senta sem apoio					X	x	x	X	X	X												
Responde de forma diferente familiares de estranhos						x	x	X	x	X												
Engatinha							x	x	x	x	x	X	X									
Anda sozinha										x	x	x	x	X	X							
Combina, pelo menos, 2 ou 3 palavras												X	X	X	x	x	X	x	X			
Corre														X	x	X	x	x	X			
Diz seu próprio nome																		x	X			
Veste-se com auxílio																		x	X	x	x	
Usa frases																		x	X	X	X	

Começa o controle esfincteriano	x	x	x	x		
Reconhece mais de 2 cores		x	x	x		
Brinca com outras crianças		x	x	x		
Veste-se sozinha				x	x	x
Expressa preferências e ideias próprias					x	x

Adaptado de tabela do Ministério da Saúde, Brasil, 2002.

cíficos da linguagem e transtorno de déficit de atenção e hiperatividade. Além de ajudarem a entender alguns aspectos da formação e características da personalidade do paciente.

Além do diagnóstico, algumas questões encontradas podem explicar o surgimento de algumas doenças na fase adulta. Sabe-se que crianças que sofrem traumas importantes (abuso físico, psicológico, sexual ou alienação parental) na infância possuem maior risco de desenvolver doenças mentais na fase adulta, que o uso de drogas como álcool e maconha na infância e adolescência também aumentam esse risco (Watters et al., 2023). Além disso, muitas vezes, esses traumas e situações precisam, futuramente, ser discutidos e trabalhados em um tratamento psicoterápico.

Outro item a ser considerado na anamnese são os **traços de personalidade do paciente (TPP)** que pode ser alimentado ao longo do tempo em consultas futuras, mas desde a primeira entrevista o avaliador pode colocar suas primeiras impressões sobre o paciente. É interessante perguntar ao paciente sobre quais seriam suas principais características de personalidade. Caso possua dificuldade para descrever, pode-se ajudar dando uma lista de características, como, por exemplo, se é mais distraído ou observador, se é ou não explosivo, se faz amigos com facilidade ou não, se é muito controlado ou não, entre outras alternativas. Isso ajuda o examinador ir formando um perfil da personalidade do indivíduo e a entender melhor o paciente e também com o tempo a ficar mais atento a mudanças que podem significar uma forma própria de adoecer, já que nossa personalidade, expectativas e até mesmo o meio em que fomos criados, nossas crenças, situação social e tempo histórico podem fazer com que modulemos de um jeito ou de outro certos sintomas, ou até mesmo tentar criar explicações para eles.

É necessário estar atento ao exame físico do paciente, com ênfase ao exame neurológico. Sumariamente se faz uma inspeção, avaliando-se atentamente a postura, a mímica, os gestos, a fala e a marcha. Qualquer alteração em algum dos itens anteriores pode ser devido a alguma afecção física, por exemplo, como acidente vascular cerebral ou alguma doença neurodegenerativa. É importante, ao menos, na primeira consulta ou posteriormente quando ocorrer queixas específicas realizar a ausculta cardíaca e pulmonar e quando necessário avaliações mais específicas.

Após passar por essa parte da entrevista costumam-se descrever as funções mentais no **exame do estado mental** e os termos técnicos na

súmula psicopatológica. No exame do estado mental faz-se a descrição do que o entrevistador observou durante a consulta, ou seja, descreve-se como estão as chamadas funções mentais, anotando, quando houver, as alterações observadas. Nessa parte não se descrevem as queixas do paciente, mas apenas o que é observado no momento da consulta.

O exame do estado mental é como uma fotografia, irá descrever o momento em que ocorreu a avaliação, portanto, o mesmo exame pode encontrar-se de maneira diferente em um período posterior. Podem-se dar como exemplo os quadros de *delirium* tipo misto, em que o paciente pode flutuar seu nível de consciência, desde um estado de agitação intensa até um quadro de extrema sonolência, em questão de horas a poucos minutos.

No exame do estado mental inicialmente se descreve onde o paciente foi examinado (consultório, hospital), as condições em que se encontrava (no leito, contido, acompanhado ou não), as condições do local (se havia mais pacientes próximos e condições adequadas de atendimento e sigilo), se ocorreu interrupções e qual foi a conduta do paciente durante a entrevista (se foi colaborativa, se estava hostil, suspicaz, beligerante etc.). Não se faz uso de termos técnicos, apenas a descrição das funções mentais. Exemplo: *O paciente encontrava-se no leito de hospital, a roupa que vestia possuía boas condições de higiene. Estava desperto durante toda a consulta, tinha uma conduta de colaboração, estava atento, bastante ansioso ou inquieto, parecia preocupado com sua situação de saúde, se não apresentou alterações perceptíveis dos órgãos dos sentidos...*

Já na súmula psicopatológica se descrevem as funções mentais com o uso dos termos técnicos. A súmula psicopatológica é artificialmente dividida, para fins práticos e didáticos, nas chamadas funções mentais em: *aparência, consciência, conduta, atenção (vigilância e tenacidade), sensopercepção, orientação (auto e alopsíquica), memória (imediata, recente e remota), pensamento, inteligência, afeto, sensopercepção, linguagem, pragmatismo, prospecção, volição, imaginação, consciência do eu (identidade, limite, unidade, existência e atividade), autovaloração e julgamento (juízo crítico da realidade e consciência de morbidade).*

Após isso se descreve o exame físico, em especial o exame neurológico e quando necessário se faz a solicitação de exames complementares. Se alguns exames já estiverem disponíveis, relata-se o resultado encontrado. Em caso de primeiro episódio ou de mudança significativa da forma dos episódios ou por alguma queixa nova ou alteração do exame do estado mental ou do exame físico pode-se direcionar a solicitação de exames complementares específicos (Quadro 21.2).

Quadro 21.2 • Exames complementares.

Exames laboratoriais	Hemograma, TSH, T4, ALT, AGT, gama-GT, ureia, creatinina, sódio, potássio, cálcio, magnésio, hemoglobina glicada, glicemia de jejum, colesterol total e frações, triglicerídeos, FAN, fator reumatoide.
Sorologia	VDRL, FTAbs, HIV, hepatites B e C.
Exames de imagem	Radiografia de crânio e tórax, tomografia computadorizada de crânio, ressonância magnética de encéfalo.
Outros (quando houver indicações mais específicas)	Exame toxicológico, dosagem sérica de fármacos, líquor, eletroencefalograma, videopolissonografia, exame farmacogenético, Cpk e testagens genéticas.
Testes psicológicos	Teste de QI, testes de personalidade, Rorschach, testes neuropsicológicos.

É importante frisar que a solicitação do exame é complementar à anamnese e ao exame físico e não se deve inverter essa relação, pois quando essa é subvertida se expõe o paciente a riscos, encarece a Medicina e não necessariamente aumenta a acurácia diagnóstica. A máxima *A clínica é soberana* mantém-se atual e necessária. Nenhum exame substitui uma anamnese e um exame físico bem realizado, apesar de poder ser de grande auxílio quando bem indicados.

Ao final das anotações descrevem-se as hipóteses diagnósticas e a conduta terapêutica, tanto a farmacológica quanto as não farmacológicas, sempre se atentando para uma grafia legível e respeitando-se as normas gramaticais.

CAPÍTULO 22

O Normal e a Doença

Saúde é definida pela Organização Mundial da Saúde (OMS) como um estado de completo bem-estar físico, mental e social. Essa definição, apesar das críticas relacionadas a uma visão idealizada do que seria saúde, já que dificilmente, se é que seria possível, alguém conseguiria apresentar esse completo estado, é um importante marco, já que diz que saúde não é apenas a ausência de uma doença ou enfermidade. Além disso, coloca a questão mental e social como componentes inseparáveis nessa descrição.

O termo saúde é, por vezes, colocado como sinônimo de normalidade, que é outro conceito difícil de se definir, pois possui muitas interpretações, além de apresentar uma variação de seu conceito dependendo da cultura e tempo histórico. Porém, é importante ressaltar que "o antônimo de normal é anormal e o antônimo de saúde é doença", como bem pontua o professor Juberty Antônio de Souza (2023).

As questões morais, que podem passar pela conceituação de normalidade, são mutáveis. Em períodos passados determinados comportamentos ditos anormais, como, por exemplo, o homossexualismo, que inclusive se encontrava entre os manuais classificatórios oficiais, hoje já não é considerado uma doença, mas sim um dos tipos de orientação sexual. Importante frisar que a orientação sexual pode, em algumas situações, ser sintomas. Alguns pacientes podem apresentar fora de crise um comportamento heterossexual e em crise ter uma orientação homossexual, o inverso também pode ser encontrado, logo podemos dizer que alguns pacientes apresentam heterossexualidade ou homossexualidade como sintomas. Obviamente, deve-se ter cuidado para diagnosticar tais alterações e, para tanto, um conhecimento profundo da história de vida do paciente, principalmente nos períodos intercrise. E também lembrar que essa orientação sexual pode ser mutável para algumas pessoas.

A questão cultural também influencia sobremaneira a visão geral da chamada normalidade. Isso possui importância grande e há um ramo da psiquiatria chamada psiquiatria transcultural que lida com as manifestações psiquiátricas nas diferentes culturas e se utiliza de disciplinas como a psiquiatria epidemiológica, a antropologia médica e a psicologia transcultural para o entendimento dessas manifestações.

Algumas síndromes relacionadas à cultura acabam ficando circunscritas a determinada população que possui costumes, crenças e hábitos semelhantes. Podemos citar o *vodu*, situação característica de algumas religiões de matrizes africanas em que se acredita que a pessoa foi vítima de feitiçaria, o que leva à rejeição social e ao isolamento da pessoa com consequente sintomas de tristeza, apatia, inapetência e até sintomas psicóticos. No sudeste asiático existe o *koro*, em que se crê que o indivíduo acometido terá a retração do pênis e isso o levará à morte, o que desencadeia sintomas ansiosos e hipocondríacos.

Importante salientar que, muitas vezes, a visão da psiquiatria transcultural descreve culturas diversas da cultura ocidental e industrializada, tendo um olhar de dentro para fora, quase um olhar de observador e descritor de um mundo externo exótico e que acaba deixando de realizar um olhar para si. Podem-se exemplificar algumas doenças mentais que parecem ser bem mais relacionadas à cultura ocidental, como, por exemplo, a piromania que parece um transtorno mais frequente na cultura norte-americana do que no resto do mundo. Os transtornos alimentares também parecem estar muito mais relacionados à cultura ocidental, capitalista e industrializada do que em regiões menos desenvolvidas economicamente e mais agrícolas.

A normalidade como definição estatística é aquilo mais presente em uma determinada população. Podemos observar que esse conceito se torna falho com um pequeno exemplo hipotético: uma população carente onde não haja boas condições sanitárias e consequentemente a maior parte dessa população possui algum tipo de parasitose, logo, do ponto de vista estatístico, o normal dessa população é ter alguma parasitose, mas de maneira alguma isso se torna, apesar de normal (estatisticamente), algo saudável.

Podemos então observar que temos que entender o normal e o anormal e a doença e a saúde como conceitos diversos, como afirmado neste texto anteriormente. Todavia, a questão é complexa pois *não é a ausência de normalidade que constitui o anormal. Não existe absolutamente vida sem normas de vida, e o estado mórbido é sempre uma certa maneira de viver... O estado fisiológico identifica-se com o estado são, mais ainda que com o estado normal. É o estado que pode admitir uma mudança para novas normas. O homem é são na medida em que é normativo em relação às flutuações de seu meio... A cura é a reconquista de um estado de estabilidade das normas fisiológicas* (Canguilhem, 2009). Se não fizermos essas diferenciações, consequentemente não ocorrerá a formação de um *silogismo*, que é o raciocínio obtido de premissas (verdadeiras) que levam a uma conclusão perfeita. Como o clássico exemplo dado por Aristóteles: *Todos os homens são mortais. Sócrates é um homem. Logo, Sócrates é mortal.*

Por isso precisamos conceituar separadamente cada um desses tópicos. A saúde pode ser entendida como o adequado funcionamento físico, mental e social de um indivíduo, em determinado momento, em que a integração desses três subitens se encontra em harmonia e gera conforto e adequação para o indivíduo, para a sociedade e para o meio ambiente onde ele se encontra inserido. Doença seria uma ruptura nesse processo chamado saúde, em qualquer parte dessa própria definição.

Logo para se ter saúde primeiro precisamos analisar um período de tempo determinado. Não se pode falar de saúde sem ter um corte temporal. Seria irreal acreditar em alguém saudável durante toda sua existência. Portanto, o adoecer faz parte da própria existência humana.

A saúde possui três colunas fundamentais, já definidas pela OMS, que são a mente, o corpo e a parte social. Mas podemos incluir o aspecto ecológico e, talvez, até o espiritual. Não se pode conceber hoje alguém saudável sem sua inter-relação adequada com a vida de outros seres vivos que habitam nosso planeta e os recursos naturais existentes. Um mundo doente nos torna doente. E a questão espiritual parece ser parte inerente de grande parte dos seres humanos e, portanto, deve ser mais bem entendida e respeitada como fonte importante de seu bem-estar. Pode-se afirmar que ela é parte geradora e mantenedora do funcionamento saudável para essa população.

E finalmente a questão de que alguém saudável possui uma boa e adequada relação social. Isso parece ser importante, pois há de se lembrar que algumas doenças, mais comumente as doenças psiquiátricas e neurológicas, podem ser *egossintônicas*, com possibilidades de gerarem problemas a terceiros ou mesmo para si sem a capacidade de autopercepção, o que leva a prejuízos e problemas nas relações interpessoais.

O normal em psiquiatria deveria ser entendido como uma definição pouco proveitosa para a área, já que sua própria definição é complexa, pouco precisa e geradora de confusões para o raciocínio clínico. O clássico conto de Machado de Assis (Figura 22.1), "O Alienista" (1882), que conta a história do psiquiatra Simão Bacamarte que acaba internando a maioria da população da sua cidade, seguindo sua teoria de adoecimento mental e que se baseava em um cientificismo cego e ingênuo e confunde a definição de doença com o que não era normal, pode ser um bom exemplo para isso. A crítica do autor parece ser muito mais voltada à crença do normal como definidor de saúde mental e ao positivismo como uma forma "perfeita" de se entender o mundo do que uma crítica à Psiquiatria em si.

A Psicopatologia, portanto, deve primar-se na capacidade de definição e descrição dos sinais e sintomas sem a preocupação de querer definir a normalidade e a anormalidade, mas sim de se tentar entender a complexa e tênue relação saúde/doença no indivíduo, respeitando e compreendendo suas particularidades individuais, sociais e históricas.

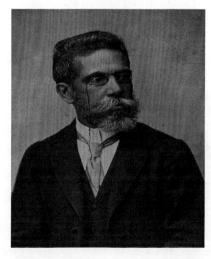

Figura 22.1 • Machado de Assis (1839-1908).

CAPÍTULO 23

Síndromes Neuropsiquiátricas

A síndrome caracteriza-se por um conjunto de sinais e sintomas que ocorrem de maneira conjunta, mas variável, e representam um processo patológico que pode possuir características biológicas, psicológicas, sociais e prognósticas comuns, porém não obrigatoriamente, já que causas diferentes podem levar a sintomas semelhantes e mesmas etiologias podem gerar sintomas diversos.

Os sinais são manifestações percebidas pelo profissional e podem ocorrer de maneira passiva, como no caso de um aumento de temperatura em determinada região infectada do corpo, ou de forma ativa, por exemplo o sinal de Brudzinski, no qual o profissional faz a flexão passiva da cabeça do paciente sobre o peito e ocorre a flexão dos membros inferiores indicando meningismo. Já o sintoma é a queixa subjetiva do paciente, como, por exemplo, quando ele se queixa de dor localizada.

O sinal ou sintoma isolado possui pouco valor diagnóstico e prognóstico, o conjunto de sinais e sintomas possui maior capacidade de se pensar clinicamente e agir de maneira a se ter melhor conduta. Um refinamento desse diagnóstico é quando alcançamos o diagnóstico etiológico ou fisiopatológico, quando se pode identificar claramente a causa da doença. As doenças psiquiátricas, devido a suas particularidades, apesar de várias hipóteses fisiopatológicas, são caracterizadas pelo diagnóstico sindrômico. Isso faz com que se aumente muito a importância da boa anamnese e exame do estado mental para se poder chegar ao diagnóstico correto. É possível de que, com o aumento do conhecimento cada vez mais, tenhamos a possibilidade de utilizar marcadores biológicos para se dar os diagnósticos. Um exemplo é o uso de exames de tomografia por emissão de pósitron com marcadores para TAU e proteína amiloide para se diagnosticar a doença de Alzheimer (Jack, 2018).

As síndromes neuropsiquiátricas podem ser divididas de diversas formas, mas aqui se adota uma divisão mais amplamente utilizada, que parece ser mais lógica e prática, levando a um entendimento mais intuitivo das síndromes. Ela se inicia com as chamadas síndromes confusionais para se manter o pensamento da hierarquia diagnóstica. Cabe ressaltar que nenhuma classificação seria perfeita ou completa, logo essa também acaba apresentando as mesmas limitações.

As principais síndromes psiquiátricas citadas neste livro são divididas, tendo como guia as divisões que são utilizadas na CID-10 e no DSM-V-TR, em:

1. Síndromes confusionais agudas – *delirium*.
2. Síndromes demenciais.
3. Síndromes do neurodesenvolvimento.
4. Síndromes psicóticas.
5. Síndromes afetivas.
6. Síndromes obsessivo-compulsivas.
7. Síndromes alimentares.
8. Síndromes relacionadas às substâncias.
9. Síndromes de personalidade.
10. Síndromes fóbicas, conversivas, somáticas e dissociativas.
11. Síndromes do sono-vigília.
12. Síndromes sexuais.

CAPÍTULO 24

Síndromes Confusionais – *Delirium*

As síndromes confusionais são aquelas que possuem como denominador comum a etiologia somática clara (prefere-se o termo somático ao orgânico porque as doenças mentais possuem inegável base orgânica) e que leva a um estado agudo ou subagudo de desordem mental nos indivíduos acometidos.

O *delirium* é o termo derivado do latim e significa estar fora de si. Usualmente a alteração mais importante no indivíduo acometido é a oscilação de seu nível de consciência, que "flutua" com o passar do tempo.

O paciente pode ficar desperto por um período e repentinamente se tornar sonolento ou adormecer. A atenção geralmente se encontra prejudicada, existe uma dificuldade de manter a tenacidade e, habitualmente, o paciente encontra-se hipovígil, podendo também apresentar hipotenacidade.

Importante salientar que todas as funções mentais podem estar alteradas, mas geralmente as mais prejudicadas são as funções mentais superiores como a atenção e o pensamento, este, por exemplo, pode tornar-se com curso lentificado, forma desorganizada, podendo haver conteúdo delirante de temática diversa, mas usualmente os delírios são pouco elaborados e mal estruturados. Podem ocorrer alterações da sensopercepção como alucinações e ilusões, a memória torna-se prejudicada, tanto a imediata quanto a recente e a até mesmo a remota. O paciente pode apresentar desorientação auto e alopsíquica. O afeto pode ser ansioso, indiferente, irritado, ansioso e o paciente pode apresentar labilidade de humor.

Existem três formas de *delirium*: a hiperativa, na qual o paciente se encontra agitado, inquieto, podendo ficar agressivo. A hipoativa, que se caracteriza pela sonolência excessiva e diminuição da motricidade e lentificação psíquica. E, por fim, a mista, em que se intercalam períodos de agitação e sonolência.

Exemplos típicos do *delirium* hiperativo é aquele causado pela abstinência alcoólica – o *delirium tremens* –, o paciente apresenta tremor, inquietação, alucinações visuais, como zoopsias, sudorese, alteração da frequência cardíaca e da pressão arterial, desorientação, podendo apresentar delírios e crises convulsivas. Um exemplo de *delirium* hipoativo é o causado pela encefalopatia hepática. Já o misto pode ocorrer devido a diversas etiologias, como alterações infecciosas e traumáticas.

Existem fatores predisponentes importantes para o *delirium* como idade mais avançada, história prévia de *delirium*, doenças crônicas, uso contínuo de múltiplas medicações, quadro demencial, doenças mentais prévias e limitações sensoriais.

Já os fatores etiológicos podem ser inúmeros, como desidratação, desnutrição, quadros infecciosos (infecção de trato urinário, pneumonia, meningite etc.), distúrbios metabólicos (descompensação glicêmica, hiponatremia etc.), tumores, traumatismos cranioencefálicos, intoxicação por drogas ou medicamentos, abstinência de drogas, entre inúmeras outras causas. Alguns procedimentos cirúrgicos parecem estar mais envolvidos no risco de causarem a síndrome confusional, como as neurocirurgias, cirurgias ortopédicas e cirurgias cardíacas, especialmente nos grupos de maior risco, como os idosos.

A história clínica típica de *delirium* é de um paciente que começa a apresentar alteração aguda (horas a poucos dias) ou subaguda (dias a semanas) de seu estado de consciência. Geralmente, o paciente encontrava-se previamente lúcido, e começa a apresentar alteração do estado de vigilância, com períodos de sonolência ou agitação associados à desorientação, que pode ser auto e alopsíquica, além de desatenção e alterações em qualquer uma das funções mentais.

É necessário realizar no paciente anamnese minuciosa e exame físico pormenorizado que pode já dar indícios importantes da causa do *delirium*. Os exames complementares, em um primeiro momento, devem ser solicitados de acordo com as hipóteses diagnósticas, mas frequentemente se solicita como rotina: hemograma, funções renal e hepática, eletrólitos, proteína C-reativa (PCR), radiografia de tórax, exame de urina tipo I e, quando disponível, e se indicado, toxicológico, dosagem sérica de medicamentos e tomografia de crânio ou ressonância magnética de encéfalo. Obviamente outros exames podem ser necessários, dependendo da sintomatologia, como, por exemplo, exames de imagens específicos para outros órgãos ou aparelhos e punção liquórica.

Os principais diagnósticos diferenciais são com os quadros demenciais, psicóticos endógenos e dissociativos/conversivos. Com relação aos quadros demenciais, o paciente com demência possui história clínica de maior tempo de alterações cognitivas e não ocorre alteração do nível de consciência. O *delirium* sobreposto à demência não é raro, aliás o diagnóstico de demência aumenta por si só o risco de desenvolvimento de crises confusionais. Porém, uma síndrome não pode ser confundida com outra pelo risco de tratamento não adequado e consequente aumento de mortalidade.

No caso de quadros psicóticos, apesar de poderem existir sintomas em comum, como alucinações, estas nos quadros endógenos são usualmente auditivas, já nos quadros confusionais, como no *delirium tremens*, podem ocorrer alucinações visuais como zoopsias e alucinações liliputianas.

Nos quadros dissociativos/conversivos, quase sempre, existe um fator estressante óbvio e as alterações físicas e os exames complementares encontrados geralmente não possuem respaldo anatômico ou que consigam explicar as alterações mentais observadas. Os diagnósticos dissociativos e conversivos serão sempre a última hipótese, nesses casos, para se evitar erros nas hipóteses diagnósticas com consequente erros de condutas e prejuízo ao paciente.

A figura 24.1 mostra imagem iconográfica de Eugène Burnand de um indivíduo acometido por quadro de abstinência alcóolica (*delirium tremens*). A imagem do personagem parece descrever um *delirium* do tipo hiperativo, onde o personagem do desenho demonstra uma *fácies* de pavor, mostrando intensa angústia.

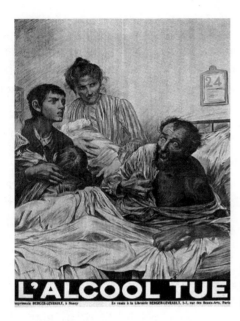

Figura 24.1 • *L'alcool Tue* ("O álcool mata") de Eugène Burnand (1916).

CAPÍTULO 25

Síndromes Demenciais

O termo demência vem do latim *de*: ausência, falta ou diminuição e *mentis*: alma, mente, associado ao sufixo *ia*: condição, estado. Ou seja, o termo relaciona-se com um estado de "perda da mente". A demência pode ser definida como uma síndrome que causa alterações em várias funções corticais, como na memória, no pensamento, na capacidade de orientação, na capacidade de calcular, na linguagem e na capacidade de planejar e executar tarefas.

Nos casos mais avançados, até impossibilita a capacidade de realizar afazeres mais básicos sem ajuda de terceiros, como vestir uma roupa ou cuidar de sua higiene pessoal. Na fase terminal, o paciente acaba perdendo até mesmo o controle dos esfíncteres urinário e intestinal, geralmente indo a óbito devido a quadros de infecções secundárias, como, por exemplo, pneumonia ou infecção de trato urinário.

A síndrome demencial é decorrente de uma doença cerebral, geralmente crônica, que pode ter sua origem em alterações neurodegenerativas, com causas ainda não compreendidas, como a mais comum delas, a demência de Alzheimer, ou por alterações causadas por infartos no SNC, a demência do tipo vascular. Porém, existem causas potencialmente reversíveis, como, por exemplo, a deficiência de vitamina B_{12}, o hematoma subdural e a hidrocefalia de pressão normal.

Os compêndios classificatórios como a CID-10 e o DSM-V-TR dão ênfase à alteração da memória para se pensar no diagnóstico, porém é importante lembrar que nem sempre esse será, ao menos inicialmente, uma alteração encontrada, como pode se observar na demência de Pick (demência frontotemporal) que acomete inicialmente outras áreas, como a capacidade de julgamento e o controle dos impulsos, antes de acometer a memória.

Nos quadros demenciais ocorre evidente declínio, tanto na memória quanto no pensamento, o qual acaba gerando prejuízos nas atividades pessoais diárias. As alterações podem ocorrer em vários domínios cognitivos, como a perda da capacidade da linguagem falada e escrita, a incapacidade de executar movimentos coordenados, a incapacidade de reconhecimento de objetos, sem a presença de defeitos sensoriais. Esses déficits podem ser graves o suficiente para comprometer o funcionamento social ou ocupacional e representar um declínio em relação ao nível superior de funcionamento anteriormente apresentado pelo indivíduo. Além disso, podem ocorrer alterações da personalidade, principalmente nos quadros de demência de Pick ou com a evolução própria da doença, independente do seu subtipo. O paciente pode começar a apresentar comportamentos que nunca apresentou durante sua vida previamente ao início da doença, como ficar desinibido, hipersexualizado, irritadiço, quieto em demasia ou muito desconfiado.

Nas demências não há alteração do nível de consciência, seu curso é insidioso, podendo levar anos para que déficits mais importantes e significativos ocorram, sendo sua evolução progressiva. No início do quadro demencial o paciente pode tentar mascarar seu comprometimento. Em entrevista clínica, ele pode tentar dar respostas ou justificar seus déficits com frases como: "nunca tive a memória muito boa" ou justificando que sua memória atual não é boa, mas que se recorda de tudo de coisas passadas, às vezes, até os familiares comentam que o paciente se recorda de temas pregressos que nem eles mesmos se lembravam. Lembrar que nas demências, geralmente, a memória imediata e recente é comprometida antes que a memória remota.

O diagnóstico diferencial deve ser feito com síndromes confusionais que têm como característica a variação do nível da consciência neurológica, fato que não ocorre nos quadros demências "puros" inicialmente.

Na anteriormente chamada "pseudodemência", quadro de alteração cognitiva encontrada em pacientes, geralmente idosos, com quadros depressivos que ocasionam déficits cognitivos, existe uma das diferenças geralmente observada que é a não tentativa de responder aos questionamentos, o paciente não tenta disfarçar seus *déficits* e, além disso, apresenta alterações compatíveis com um quadro depressivo, como afeto triste, hipobulia e anedonia. Muitas vezes isso se torna um desafio diagnóstico, pois alguns pacientes com quadros demenciais o iniciam com sintomas depressivos, portanto, deve-se ficar atento e é necessário investigação detalhada nos casos de idosos com quadros depressivos.

É necessário descartar as causas reversíveis de demência, por isso é fundamental a solicitação de exames como dosagem sérica de vitaminas (B_1, B_{12} e folato), função tireoidiana, função renal, eletrólitos, sorologias (VDRL e HIV), além de exames de imagem (tomografia computadorizada de crânio e ressonância magnética de encéfalo). Hoje se deve solicitar, quando disponíveis, o PET-Amiloide e PET-TAU que podem evidenciar alterações antes do início de qualquer sintoma clássico dos quadros demenciais (Jack, 2018).

No caso de demência de Korsakoff, geralmente se tem uma história de uso crônico e abusivo de álcool, e o paciente possui critérios de dependência química de álcool, com relatos de tolerância e sintomas de abstinência. Ao ser investigado, é provável a história prévia de síndrome de Wernicke (confusão mental, ataxia e nistagmo ou oftalmoplegia).

A demência por corpos de Lewy (DCL) é caracterizada por perda das capacidades cognitivas associada a tremores e rigidez muscular, esses sinais parkinsonianos ocorrem, ao menos, um ano após o início da demência e serve para se diferenciar da demência por doença de Parkinson, e na DCL também ocorrem alucinações visuais vívidas. A diferenciação para quadros psicóticos endógenos deve ser realizada observando-se algumas características como início dos sintomas, que é mais precoce nos quadros psicóticos endógenos, e estado mental de confusão, que é mais flutuante nos casos de DCL, além de os déficits cognitivos serem mais proeminentes.

Os sintomas psicóticos na DCL apresentam alucinações visuais muito vívidas, sendo que nas psicoses endógenas são mais frequentes as alucinações auditivas do que as visuais. Quando ocorrem as alucinações visuais elas não tendem a ser complexas e detalhadas. Os sinais motores parkinsonianos encontrados na DCL quando ocorrem nas psicoses endógenas, usualmente, são devido a efeitos colaterais dos antipsicóticos. A DCL também apresenta hipersensibilidade aos efeitos colaterais extrapiramidais dos antipsicóticos, mesmo em doses muito baixas.

Um filme que descreve de forma bastante comovente e realista um quadro demencial é o "Meu Pai" (2020), estrelado por Anthony Hopkins e Olivia Colman, e mostra as dificuldades e alterações vividas por uma pessoa com quadro demencial e as dificuldades em lidar com essas perdas, tanto do ponto de vista do doente quanto dos familiares (Figura 25.1).

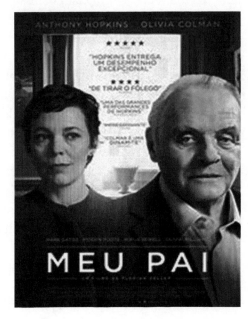

Figura 25.1 • Filme "Meu Pai" (2020).

CAPÍTULO 26

Síndromes do Neurodesenvolvimento

Aqui se agrupam os quadros sindrômicos que se iniciam no período de desenvolvimento, em alguns casos já aparecendo alguns sinais no início da primeira infância (0 aos 5 anos de idade).

O entendimento do desenvolvimento saudável e saber reconhecer seus marcos mais importantes é de suma importância para se perceber alterações e se pensar em possíveis diagnósticos.

Temos dentro dessa síndrome os quadros de deficiência intelectual (retardo mental), transtornos de comunicação, transtorno de espectro autista (TEA), transtorno de déficit de atenção e hiperatividade (TDAH), transtornos de aprendizagem e os transtornos motores.

O quadro de retardo mental caracteriza-se pela deficiência intelectual em várias áreas da mente, como, por exemplo, dificuldade ou incapacidade de abstração, falta de conhecimentos gerais esperados para idade e cultura, empobrecimento do conteúdo do pensamento, dificuldade de raciocínio, conduta infantilizada, dificuldade em entender comandos e regras, dificuldade em controlar impulsos, dificuldade escolar, dificuldade ou incapacidade de aprendizado de maneira geral e dificuldade para solucionar problemas. Associados a essas alterações normalmente se observam atrasos ou incapacidades de se alcançarem determinados marcos durante a vida.

Usualmente, os quadros são divididos, de acordo com a intensidade dos sintomas, em leve, moderado, grave e profundo (DSM-V-TR e CID-10).

Uma das formas de se especificar o grau do retardo é por meio do teste de QI, sendo que QI entre 50 e 69 é considerado retardo mental leve; de 35 a 49, retardo mental moderado; de 20 a 34, retardo mental grave; e abaixo de 20, retardo mental profundo. Apesar das críticas, o teste de QI ainda é importante para a avaliação da condição mental em casos nos quais se suspeita de deficiência mental. Um teste utilizado como forma mais simples de avaliação do QI é o de Kent (ver Quadro 9.1). Diz-se que o indivíduo possui inteligência limítrofe quando seu QI se situa na faixa de 70 a 85.

É de suma importância a avaliação com os pais ou responsáveis quando se suspeita de quadros de deficiência mental, para se obter dados sobre gestação, parto, se ocorreram infecções durante a gestação, se ocorreram doenças graves ou traumas cranianos durante a infância ou adolescência, saber sobre os marcos de desenvolvimento, além de aspectos referentes aos comportamento social e escolar durante a infância e adolescência, se ocorreram reprovações, se havia reclamações referentes ao comportamento do paciente na escola e se a criança conseguia se socializar de forma adequada. Todos esses dados ajudam o clínico a pensar em hipóteses diagnósticas e até em possibilidade de algumas etiologias.

Os transtornos de comunicação podem ser devidos a uma doença subjacente, como, por exemplo, retardo mental moderado que leva a atraso na fala ou ser uma alteração específica. Deve-se tomar cuidado para que se observe se o paciente não possui uma doença psiquiátrica de base que explique o atraso, ou mesmo se não é uma variação normal ou se tratar de uma deficiência auditiva ou alguma síndrome neurológica e, por fim, se não há estímulo mínimo necessário dos responsáveis para o desenvolvimento adequado da linguagem.

A *gagueira* ou *tartamudez* caracteriza-se pela repetição de sílabas e sons ou bloqueios durante o processo da fala, geralmente causando apreensão e desconforto ao indivíduo, podendo inclusive prejudicar seu relacionamento social. Esse quadro pode ocorrer em algumas crianças por um período e desaparecer espontaneamente, também pode ocorrer devido a déficits sensoriais e no transtorno de Tourette, que é caracterizado pelos tiques motores e verbais.

O transtorno de espectro (TEA) é caracterizado por deficiência importante e contínua na comunicação e interação social de forma global. O paciente apresenta dificuldade em manter conversas, além de ter falta de interesse pelas relações sociais. Também ocorrem déficits na comunicação verbal e não verbal, além de dificuldade em entender a afetividade alheia. Podem ocorrer também alterações motoras, como uso de objetos e brincar de forma estereotipada, inflexibilidade nas rotinas, interesses exagerados e fixos em alguns temas, além de hiper ou hiporreatividade a estímulos sensoriais. Esses sintomas aparecem já na infância e pode ou não estar associado a retardo mental.

Há uma variedade grande dos níveis do TEA, mas se usa a classificação através dos níveis de apoio e suporte necessários para o indivíduo, sendo o nível 1 – leve, precisando geralmente de menos suporte; nível 2 – moderado, usualmente possuem mais dificuldades com situações sociais comparados ao nível 1 e terem mais atipias na comunicação não verbal e o nível 3 – severo, precisam de muito apoio devido a gravidade do quadro clínico.

É necessário fazer a diferenciação de síndrome de Rett, que é um quadro onde ocorre regressão importante no desenvolvimento motor e social, até então normal, da criança, surgindo geralmente no sexo feminino. As alterações ocorrem, geralmente, por volta do 1º ao 4º ano de vida. Outro quadro a se pensar é a esquizofrenia de início na infância, que possui como diferenciador os sintomas psicóticos, como delírios e alucinações, que não são encontrados habitualmente nos quadros de TEA.

A síndrome de Asperger, que foi recentemente retirada dos TEA na última edição do DSM-V, é caracterizada por um quadro semelhante ao autismo, mas não apresentava atraso ou atraso do desenvolvimento cognitivo ou da linguagem verbal. A retirada desse da síndrome de Asperger dos manuais classificatórios parece ter ocorrido por não haver um claro propósito, nem benefício desse diagnóstico, e optou-se pela unificação dos quadros de TEA usando-se a terminologia para esses casos de *transtorno do espectro do autismo sem deficiência intelectual e com comprometimento leve ou ausente da linguagem funcional*.

O paciente que possui TDAH apresenta dificuldade contínua de manter a atenção (*hipotenacidade*), além de se distrair com facilidade (*hipervigilância*), podendo estar associado à dificuldade em controlar a impulsividade e sua motricidade. Os sintomas são notados desde a primeira infância, principalmente nos quadros mais graves. A criança parece, muitas vezes, não escutar quando lhe dirigem a palavra, tem dificuldade em prestar atenção em orientações e comandos, comete erros frequentes por descuido, tem dificuldade de se organizar tanto em tarefas quanto até mesmo em atividades de lazer, como jogos de tabuleiros, possui relutância em fazer atividades que exijam concentração, perde objetos pessoais com frequência ou não sabe onde os colocou. Possui dificuldade em ficar quieto por muito tempo, tendendo a se remexer ou bater pés ou mãos com frequência, corre em demasia, escala ou sobe nas coisas com frequência, fala muito, tem dificuldade em aguardar sua vez e tende a responder antes do fim de um questionamento ou interrompe frequentemente as outras pessoas. Esses sintomas estão presentes antes dos 12 anos de idade.

Pode ocorrer o tipo hiperativo/impulsivo, no qual a alteração motora é mais evidente; o tipo desatento, em que a dificuldade de atenção é predominante; e o tipo misto ou combinado, em que se apresenta tanto as características de desatenção quanto de hiperatividade/impulsividade. O TDAH ocorre mais predominantemente no sexo masculino, e o tipo desatento é o quadro mais comum no sexo feminino.

Deve-se fazer o diagnóstico diferencial de TDAH com transtorno opositor desafiador (TOD), que é caracterizado por crianças ou adolescentes com comportamento de negatividade e hostilidade com figuras de autoridade, como pais e professores. Esse comportamento não ocorre diretamente por dificuldade de entendimento ou incapacidade, mas sim por desafiar e não aceitar determinadas regras e limites. O TDAH pode ter associação, em alguns casos, com o TOD. Deve-se diferenciar dos TEA, que também pode ocorrer concomitantemente, com transtornos específicos da aprendizagem, com retardo mental, quadros ansiosos e depressivos, transtorno bipolar, transtorno por uso de substâncias, síndromes psicóticas e transtornos de personalidade. Este último só deve ser pensado se o paciente tiver mais de 18 anos de idade. Todas as outras possibilidades devem ser aventadas e a anamnese minuciosa e suas características diagnósticas próprias precisam ser avaliadas cuidadosamente para se poder fazer os diagnósticos diferenciais ou, em alguns casos, diagnósticos comórbidos.

Os transtornos específicos da aprendizagem caracterizam-se pela dificuldade na aprendizagem da leitura, escrita, lidar com números e cálculos e/ou dificuldade com raciocínio tanto para ler quanto de sua compreensão, gerando dificuldades no desempenho acadêmico ou profissional, obviamente devem ser observadas a idade e a capacidade cognitiva do paciente. Essas dificuldades se iniciam nos anos escolares e não são devidas a déficits cognitivos, alterações sensoriais, síndromes neurológicas, transtornos psiquiátricos ou problemas sociofamiliares evidentes. Pode ocorrer prejuízo exclusivo em cada uma das áreas (leitura, escrita, matemática) e ser de intensidade leve, moderada ou grave.

Os transtornos motores podem ser classificados em transtornos do desenvolvimento de coordenação, em que ocorrem déficits de habilidades motoras de forma persistente e significativa, abaixo do esperado para a idade cronológica do indivíduo e não são mais bem explicados por deficiências mentais, síndromes neurológicas, psiquiátricas ou alterações físicas. Um transtorno motor é o tique que se define como alteração motora ou verbal súbita, não rítmica, de forma frequente e que o indivíduo não tem controle ou, se possui, o tem de forma parcial de seu aparecimento. Pode ocorrer o tique motor ou vocal isolado. Na síndrome de Tourette ocorrem tanto tiques motores quanto tiques verbais, podendo aparecer em conjunto ou não. Os tiques verbais podem estar associados à *coprolalia*.

A avaliação das síndromes do neurodesenvolvimento necessita de uma equipe multiprofissional mínima composta por psiquiatra (preferencialmente com especialização em infância e adolescência), neurologista, pediatra, fonoaudiólogo, psicólogo e pedagogo para se conseguir melhor diagnóstico e prognóstico ao paciente acometido dessa alteração.

Podemos exemplificar com alguns filmes quadros de síndromes do neurodesenvolvimento. Nota-se que algumas vezes se mostram os personagens, principalmente quando se trata de TEA, de forma caricata ou como possuindo características extraordinárias, apesar dos déficits sociais. Isso parece criar falsas expectativas em pais e nos próprios pacientes que acabam gerando frustrações e decepções futuras. De maneira alguma existe a afirmação de uma limitação nas possibilidades individuais, mas, de maneira geral, sem o tratamento e acompanhamento adequado existe, em geral, muitas barreiras a serem vencidas e limitações a serem aceitas.

Um filme que retrata um autista grave, mas com habilidades matemáticas extraordinárias é o filme "Rain Man", protagonizado por Dustin Hoffman e Tom Cruise (Figura 26.1). O filme parece tratar de um caso de síndrome de Savant (do francês *savant*: sábio), que é uma alteração em que a pessoa possui incríveis talentos e habilidades, os quais geralmente estão relacionados com a memória, cálculo, linguagem ou artes. Entretan-

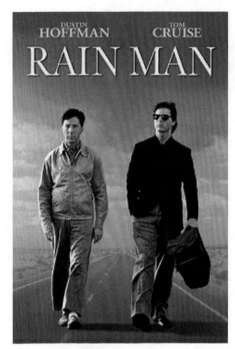

Figura 26.1 • Filme Rain Man (1989).

to, possui também graves dificuldades no campo da comunicação social ou mesmo em outras áreas da cognição, podendo, apesar de suas grandes habilidades específicas, ter um QI geral muito baixo.

CAPÍTULO 27

Síndromes Psicóticas

As psicoses formam um grupo de doenças mentais de causas variadas, podendo ser orgânicas, como no caso de um paciente epiléptico que apresenta crises convulsivas que gerem alterações comportamentais com sintomas psicóticos, ou funcionais, assim chamadas as doenças sem alteração orgânica evidente, como no caso de esquizofrenias, psicoses afetivas, paranoia e estados delirantes.

Podem-se dividir os sintomas psicóticos de forma mais geral em positivos e negativos.

Os ditos sintomas positivos são aqueles encontrados em pacientes psicóticos e ausentes em pessoas não psicóticas. Esses sintomas seriam os delírios (de qualquer temática), as alterações da sensopercepção, como as alucinações, as pseudoalucinações e as ilusões, além de fenômenos de influência, como a inserção e a irradiação de pensamento.

Os sintomas negativos são as funções mentais normais que se encontram ausentes, diminuídas ou alteradas nos pacientes psicóticos, como o embotamento afetivo, a hipobulia ou abulia, o retraimento social, a lentidão psicomotora, a concretude de pensamento, a falta de espontaneidade e a alogia.

Alguns autores, como Stahl, fazem uma divisão mais pormenorizada e dividem os sintomas em positivos, negativos, afetivos, cognitivos e agressivos. Essa divisão tende a seguir as áreas teoricamente associadas a essas alterações. Os sintomas positivos estariam relacionados às alterações na área mesolímbica, os sintomas negativos com o córtex mesocortical pré-frontal e o sistema de recompensa do *nucleus accumbens*, os sintomas afetivos com disfunções no córtex pré-frontal ventromedial, os sintomas agressivos com alterações no córtex orbitofrontal e amígdala cerebral e, por fim, os sintomas cognitivos com alterações na região do córtex pré-frontal dorsolateral.

É importante estar atento às alterações graves da motricidade, como no caso de estereotipias motoras e os quadros catatônicos que devem ser considerados sintomas psicóticos, assim como a desorganização do pensamento e comportamentos bizarros, e não somente os clássicos sintomas de delírios e alucinações.

Apesar de críticas sobre a questão da dificuldade prática de se definir como fator importante a clássica definição de perda do contato da realidade, esse é provavelmente um dos maiores definidores dos sintomas psicóticos. Essa perda do contato, inclusive, é bem descrita por alguns pacientes que, após saírem de crises psicóticas e apresentando melhora, relatam que não se recordam de alguns atos, ou não conseguem lembrar de alguns momentos ou períodos até longos, ou descrevem que percebiam a realidade externa de maneira diversa do que conseguem observar e compreender fora da crise. Inclusive informam sensações e sentimentos difíceis de descreverem e serem entendidos ou explicados.

Autores clássicos, como Kurt Schneider, denominaram sintomas importantes para se realizar o diagnóstico de quadros psicóticos como a esquizofrenia, apesar de não os considerar específicos da doença, mas que possuem grande valor para a realização do diagnóstico. São chamados sintomas de primeira ordem de Schneider:

1. Pensamentos audíveis.
2. Vozes argumentando ou discutindo.
3. Vozes que comentam.
4. Experiências físicas de passividade.
5. Roubo de pensamento e fenômenos de influência de pensamento.
6. Irradiação de pensamento.
7. Percepções delirantes.
8. Todas as alterações anteriores associadas a volição, afeto e impulsos impostos externamente.

Já os sintomas de segunda ordem de Kurt Schneider são:

1. Outros distúrbios da percepção.
2. Ideias delirantes repentinas.
3. Perplexidade.
4. Alterações do humor eufóricas ou depressivas.
5. Sentimento de empobrecimento emocional.
6. E outras alterações possíveis.

Schneider deixava claro que o diagnóstico poderia ser realizado apenas com os sintomas de segunda ordem e que os sintomas listados não deveriam ser usados como critérios rígidos para o diagnóstico de esquizofrenia.

Eugen Bleuler criou o termo esquizofrenia, que passou a ser usado no lugar de demência precoce. O autor criou o termo para enfatizar a "cisão" entre pensamento, emoção e comportamento no paciente esquizofrênico. Bleuler enfatizava o que chamou de sintomas primários da esquizofrenia, que seriam perturbações no **Afeto**, nas **A**ssociações de pensamento, no **A**utismo (ensimesmamento em um mundo próprio) e na **A**mbivalência (afetiva e volitiva), os chamados **Quatro As de Bleuler**. Também descreveu os sintomas secundários, que seriam os delírios e as alucinações.

Emil Kraeplin influenciou fortemente os atuais manuais classificatórios e fez a distinção entre a psicose maníaco-depressiva (atual transtorno afetivo bipolar) da *dementia precox* (atual esquizofrenia). Kraeplin usou o termo em latim, que antes fora usado por Morel (demência precoce) para dar ênfase na evolução mais maligna quando comparado com a evolução dos pacientes com psicose maníaco-depressiva e paranoia (atual transtorno delirante), apesar de ele reconhecer que essa evolução poderia ser diversa tanto para os pacientes com psicose maníaco-depressiva quanto para aqueles com o diagnóstico de *dementia precox*. Além disso, Kraeplin focava nos períodos intercrises de funcionamento normal nos pacientes com psicoses maníaco-depressivas e nos paranoides a manutenção dos delírios sem deterioração cognitiva clara ou a presença de episódios afetivos.

Kraeplin focava para o diagnóstico da esquizofrenia nas alterações da vontade, no embotamento afetivo, nas alterações cognitivas (atenção, compreensão e curso deteriorante), no afrouxamento associativo das ideias, na presença de alucinações, na sonorização do pensamento e nos fenômenos de influência.

O eminente psicopatologista e filósofo Karl Jaspers descreveu para o diagnóstico da esquizofrenia a presença de ideias delirantes primárias ("Nos doentes surgem primariamente sensações, sentimentos sobre a vida, disposições, cognições. Os doentes sentem algo estranho, há alguma coisa que pressentem. Tudo tem nova significação", p. 121), as alucinações verdadeiras, o humor delirante que antecede o delírio, os fenômenos de influência, a intuição delirante e a ruptura do funcionamento do indivíduo após o início da doença.

As psicoses funcionais também podem ser divididas em crônicas e agudas, como colocadas na figura 27.1 (baseando-se na CID-10):

A CID-10 caracteriza a esquizofrenia como sendo um quadro de distorções do pensamento e da percepção, além da presença de um afeto inadequado ou embotado. A perturbação envolve o senso de individualidade, de unidade e de direção de si mesmo. Descreve que os sentimentos e os atos mais íntimos podem ser sentidos e compartilhados por terceiros e ocorrer delírios explicativos para tais situações. São comuns as alucina-

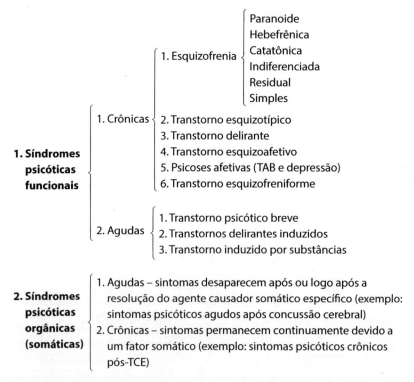

Figura 27.1 • Psicoses funcionais.

ções, principalmente as auditivas. Acrescenta as alterações que podem ocorrer na percepção, além de perplexidade, pensamento vago, sendo o humor superficial, caprichoso ou incongruente. A ambivalência e as alterações na volição, assim como a catatonia podem também ocorrer. Afirma que não há nenhum sintoma patognomônico, mas lista sintomas que são de importância especial. São eles:

a) eco do pensamento, inserção, roubo ou irradiação de pensamento;
b) delírios de controle, influência ou passividade;
c) vozes alucinatórias comentando o comportamento do paciente ou discutindo entre elas;
d) delírios persistentes;
e) alucinações persistentes;
f) intercepções ou interpolações no curso do pensamento que geram um discurso incoerente, irrelevante ou com neologismos;
g) comportamento excêntrico, tal como excitação, postura inadequada, flexibilidade cérea, negativismo, mutismo e estupor;
h) sintomas negativos;
i) alteração significativa e consistente na qualidade global de alguns aspectos do comportamento pessoal, manifestada por perda de interesse, falta de objetivos, inatividade, atitude ensimesmada e retraimento social.

Há uma exigência que o mínimo de um sintoma claro, ou dois ou mais, se menos claros, manifestem-se pela maior parte do tempo, por um período mínimo de 1 mês. A CID-10 enfatiza a necessidade de que a consciência esteja clara e a capacidade intelectual seja mantida, embora certos déficits cognitivos possam surgir no curso da doença. O diagnóstico não deve ser realizado na presença de sintomas maníacos ou depressivos nítidos, a menos que há evidências de que os sintomas esquizofrênicos sejam primários. Também não se deve realizar o diagnóstico de esquizofrenia no caso da presença de doença cerebral clara ou durante os estados de intoxicação ou abstinência de drogas.

A CID-10 divide a esquizofrenia nos seguintes subtipos: paranoide, hebefrênica, catatônica, indiferenciada, depressão pós-esquizofrênica, residual, simples, outra esquizofrenia e não especificada. A seguir uma breve definição dos tipos de esquizofrenia:

- **Paranoide**: os sintomas positivos, como delírios e alucinações, são mais evidentes, podendo não haver sintomas negativos, ou se existirem esses não são tão importantes. Na hebefrenia (do grego *hebe*: juventude) o que mais é percebido são os sintomas negativos, como afeto superficial e inadequado, comportamento irresponsável, conduta pueril, pensamento desorganizado. Já os sintomas positivos são fugazes.
- **Catatônica**: as alterações motoras são o que chamam a atenção, podendo ocorrer extremos entre hipercinesia e estupor. São exemplos obediência automática, mutismo, negativismo e alterações posturais, podendo chegar à flexibilidade cérea.
- **Indiferenciada**: não há critérios suficientes para se satisfazer os subtipos paranoide, hebefrênico ou catatônico, mas há critérios suficientes para se diagnosticar um quadro esquizofrênico, não há, geralmente, predominância de nenhum subtipo anterior.
- **Residual**: os sintomas negativos são proeminentes e decorrentes de uma evolução crônica da doença previamente diagnosticada, levando a "esvaziamento" cognitivo do paciente (atraso psicomotor, afeto embotado, alogia, passividade, falta de iniciativa, falta de autocuidados, isolamento social), sendo que deve haver a ausência de quadro demencial, ou outra doença cerebral, depressão crônica e institucionalismo que possam explicar o quadro.
- **Simples**: há desenvolvimento insidioso e progressivo de alterações que fazem lembrar, de certa maneira, a esquizofrenia residual, mas como se ela iniciasse já desde seu princípio de desenvolvimento do quadro esquizofrênico e não como consequência de sua evolução. Ou seja, na residual há inicialmente a característica de um subtipo de esquizofrenia (paranoide, hebefrênica, catatônica ou indiferenciada) e com o tempo vai ocorrendo a proeminência de sintomas negativos importantes. Na esquizofrenia simples esses sintomas negativos não são precedidos de sintomatologia psicótica evidente como ocorre na esquizofrenia residual.

Classifica-se como depressão pós-esquizofrênica quando há um episódio depressivo claro após doença esquizofrênica, sendo que alguns sintomas esquizofrênicos devem estar presentes, mas os sintomas depressivos são proeminentes.

O transtorno esquizotípico é caracterizado por comportamento excêntrico associado a alterações do pensamento e do afeto, com comportamento e aparência excêntricos, crenças estranhas, ideias paranoides, ruminações obsessivas sem resistência interna, fenômenos de despersonalização, desrealização e ilusões, um tipo de pensamento vago, estereotipado que causa estranhamento e com possibilidade de episódios quase psicóticos ocasionais e transitórios. O curso é crônico e flutuante e não há critérios suficientes para se diagnosticar a esquizofrenia. A impressão é de um quadro subclínico de esquizofrenia e estaria dentro de um *continuum* se pensarmos na teoria das psicoses únicas.

Nos transtornos delirantes persistentes o indivíduo acometido geralmente possui um delírio único ou, ou se mais, relacionados entre si e são usualmente crônicos, quase sempre possuem temática persecutória ou referencial, mas podem ter outros conteúdos como de grandeza, ciúmes ou sobre questões físicas ou sexuais. Geralmente não possuem alucinações, mas quando ocorrem são transitórias. Outras áreas das funções mentais como fala, comportamento e afeto são adequados, podendo o indivíduo apresentar uma vida, ao menos avaliada de forma mais superficial, estável e considerada adequada.

Segundo o DSM-V, o transtorno esquizofreniforme apresenta os sintomas típicos da esquizofrenia, como delírios, alucinações, alterações do discurso, do comportamento e sintomas negativos, por um período de pelo menos 1 mês e inferior a 6 meses de evolução, sem ocorrência concomitante de episódios afetivos, aos efeitos de substâncias (lícitas ou ilícitas) ou decorrentes de alguma doença médica.

Os transtornos psicóticos agudos e transitórios, também chamados de psicoses breves, psicogênicas ou reativas, apresentam início súbito, de um até 30 dias, de sintomas psicóticos variáveis e estão associados, habitualmente mas não obrigatoriamente, a estressores agudos. Podem ou não apresentar sintomas psicóticos típicos da esquizofrenia e não há critérios para se pensar em psicose afetiva ou em doença de base para explicar os sintomas, como tumor cerebral, epilepsia ou *delirium*. É comum recuperação completa após a crise.

O transtorno esquizoafetivo é um quadro clínico em que o paciente apresenta sintomas afetivos (mania ou depressão) e esquizofrênicos dentro de um mesmo episódio, ou ocorre episódios típicos de um quadro afetivo sem sintomas de esquizofrenia intercalados por episódios de quadro psicótico sem a presença de sintomas afetivos evidentes e que não são maiores que 6 meses de sintomas psicóticos agudos ou residuais. Quando o quadro psicótico ultrapassa 6 meses, por uma questão de hierarquia diagnóstica deve-se pensar no diagnóstico de esquizofrenia. O transtorno esquizoafetivo pode ser do tipo maníaco, quando se tem característica simultânea ou intercalada, de episódios maníacos e psicóticos, e o tipo depressivo, quando se têm episódios depressivos simultâneos ou intercalados com sintomas de esquizofrenia. No tipo de transtorno esquizoafetivo misto ocorre a situação descrita acima, mas com episódios de características mistas de alteração de humor.

Nas psicoses afetivas ocorrem episódios de alteração do humor tanto do polo depressivo, quanto do polo maníaco, ou estado misto associado a sintomas psicóticos. Geralmente os delírios são congruentes com o humor, mas não obrigatoriamente. Por exemplo, na depressão com sintomas psicóticos o paciente apresenta frequentemente delírios de culpa, de ruína ou niilistas. Nos episódios maníacos com sintomas psicóticos o paciente apresenta frequentemente delírios de grandeza, de descoberta ou místico-religiosos. A característica principal é o início de sintomas afetivos inicialmente e posteriormente o surgimento de sintomas psicóticos, sendo que esses não são proeminentes aos sintomas afetivos e não ultrapassam 6 meses de evolução, quando isso ocorre deve-se pensar no diagnóstico de esquizofrenia.

No transtorno delirante induzido, psicose simbiótica ou *folie à deux* (do francês: loucura a dois) ocorre quando uma ou mais pessoas apresentam sintomas psicóticos compartilhados, sendo que apenas uma delas apresenta transtorno psicótico funcional. Os delírios são induzidos devido à proximidade e sugestionabilidade do(s) outro(s) indivíduo(s) e esses sintomas desaparecem ao se separar os partícipes. Geralmente um dos indivíduos apresenta grau elevado de dependência psicológica à pessoa que possui a psicose funcional, e esse é a pessoa dominante sobre o(s) outro(s), geralmente o dependente vive isolado de outras pessoas.

Os transtornos induzidos por substâncias ocorrem em indivíduos que, sob o efeito de drogas (álcool, *cannabis*, cocaína ou derivados, alucinógenos e demais drogas lícitas ou ilícitas), desenvolvem sintomas psicóticos durante ou pelo período de ação da droga utilizada. Os sintomas psicóticos podem ser típicos da esquizofrenia ou predominantemente delirante, ou apresentar predominância de alterações sensoriais ou com característticas de psicoses afetivas. Habitualmente, após alguns dias os sintomas desaparecem, mas podem demorar mais tempo para ocorrer dissolução completa. Deve-se estar atento que o uso de substâncias pode ser o gatilho para o desenvolvimento de indivíduos predispostos, principalmente na infância e na adolescência, ao surgimento de psicoses crônicas, como a esquizofrenia. Estudos demonstraram que o consumo de *cannabis* parece estar associado a risco aumentado de indução de psicoses (Marconi et al., 2016; Koskinem et al., 2010; Godin e Shehata, 2022).

Sobre o tema temos o livro e o filme que contam, de forma romantizada, a vida do ganhador do prêmio Nobel de Economia, o matemático John Nash, que foi diagnosticado com esquizofrenia e narra toda a repercussão que causou em sua vida pessoal. Apesar da doença, ao realizar o tratamento, o matemático conseguiu manter sua funcionalidade, sendo docente da prestigiada universidade americana de Princeton (Figura 27.2).

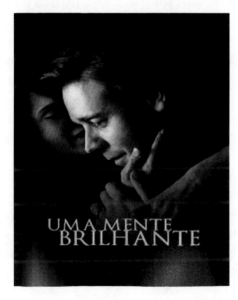

Figura 27.2 • Uma Mente Brilhante (2001).

CAPÍTULO 28

Síndromes Afetivas

As chamadas síndromes afetivas são aquelas relacionadas às alterações essencialmente do estado afetivo. Pode-se subdividi-las em: síndromes ansiosas, síndromes depressivas e síndromes maníacas.

Nas síndromes ansiosas temos como principal característica a presença de um afeto ansioso a maior parte do tempo causando desconforto psíquico, e até físico (angústia), ao indivíduo acometido com repercussões e prejuízos em várias esferas na vida do paciente. São comuns sintomas associados à atenção e à memória, queixas como tensão muscular e alteração no sono, classicamente a insônia inicial. O paciente sente-se "ativado" à noite, com frequente queixa de ficar pensando em problemas ou situações que viveu ou que irá passar. É comum a queixa de alteração de apetite, podendo diminuí-lo, mas também aumentar seu desejo de se alimentar e consequentemente alterar seu peso. A irritabilidade, a impaciência e a inquietude motora são também sintomas comuns.

Os quadros de ansiedade generalizada geralmente apresentam as queixas acima relatadas e acometem a pessoa há muitos anos, com relatos de que desde a infância ou adolescência já existiam sintomas de preocupação e tensão excessivas, sem necessariamente estarem relacionadas às pressões provocadas por terceiros.

No transtorno de pânico ocorrem crises súbitas e intermitentes, em que o indivíduo experimenta uma sensação de extrema ansiedade e medo associados a sintomas físicos como tremor, sudorese, aumento da frequência cardíaca, aumento da pressão arterial, desatenção, aperto no peito, sensação de sufocamento e taquipneia. Usualmente, esses sintomas não possuem gatilhos específicos e evidentes, podendo ocorrer inclusive com o paciente dormindo. O paciente relata medo de desmaiar, morrer ou enlouquecer e, geralmente, tem muito receio de ter as crises, podendo apresentar comportamento evitativo para determinados locais ou situações, alguns só conseguem sair de casa se estiverem acompanhados de alguém de sua confiança. Em casos graves, o paciente se isola e evita sair sozinho de casa a todo o custo, chegando a ficar dias ou até semanas sem sair.

Nem todas as crises de pânico podem ser consideradas dentro de um quadro de transtorno do pânico. Algumas pessoas podem desencadear crises de pânico após consumo de determinadas substâncias como a cocaína ou pelo excesso de consumo de cafeína, ou ainda pelo uso de algum outro psicoestimulante como a anfetamina. Assim como pode ocorrer uma crise de pânico em uma pessoa que possua alguma fobia específica e se depare com o agente fóbico e isso seja o gatilho para a crise de ansiedade.

Alguns pacientes podem desenvolver medo exagerado de alguns lugares públicos (agorafobia, do grego *ágora*: praça pública e *fobia*: medo), na maioria das vezes esse medo ocorre em pacientes com transtorno do pânico. A agorafobia se desenvolve pelo medo da pessoa ter a crise e não conseguir sair do local. É comum, nesses casos, ter medo de locais como mercados, *shoppings*, aviões etc. Pode ocorrer agorafobia sem estar associada com as crises de pânico.

O famoso quadro "O grito" do norueguês Edvard Munch representa um personagem em estado que podemos interpretar como de extrema angústia. Podemos inferir, para fins didáticos, que a representação pictórica pode lembrar um quadro como alguém em crise de pânico (Figura 28.1).

A fobia social ou transtorno de ansiedade social é caracterizada por medo acentuado e exagerado de situações sociais, principalmente quando se trata de pessoas desconhecidas e/ou eventos sociais com muitas pessoas. A pessoa acometida da fobia social geralmente tem a impressão de estar sendo avaliada de forma negativa por terceiros devido à sua, real ou irreal, inabilidade social. O paciente sente-se muito desconfortável e apresenta um comportamento de evitar situações sociais, falar em público, fazer comentários e/ou questionamentos devido ao seu quadro. Em casos graves, ele pode deixar de fazer uma faculdade, perde oportunidade de empregos e tem grande dificuldade de ter uma vida social satisfatória ou

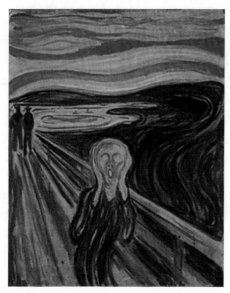

Figura 28.1 • O Grito (1893), Edvard Munch.

ter relações afetivas devido à sua doença. Alguns pacientes podem se utilizar de subterfúgios, como o uso do álcool, para diminuírem seu medo de socializar. Aqueles com ansiedade social parecem realmente não apresentar habilidades sociais, o que dificulta seu entrosamento interpessoal.

Os indivíduos com síndromes depressivas possuem como principal elemento o humor triste, ou às vezes irritado (mais comumente encontrado em crianças e adolescentes), ou até um humor ansioso a maior parte do tempo associado à falta de prazer (parcial ou total) em atividades antes consideradas prazerosas – anedonia –, além de alterações na volição, geralmente apresentando hipobulia ou até mesmo abulia.

Alterações neurovegetativas são frequentes nos quadros depressivos, com alterações do ciclo sono-vigília, a clássica insônia final, mas também pode ocorrer a insônia inicial, ou a intermediária ou também chamada de conciliação ou, em alguns pacientes, a insônia total (inicial, intermediária e final associadas). Alguns pacientes podem desenvolver hipersônia diurna, o que é uma das características da depressão chamada atípica. Certos pacientes relatam que, apesar de manter uma quantidade adequada de sono à noite, relatam sentir que não adormeceram ou que acordam sem a sensação de sono reparador. Pode ocorrer também o aumento de pesadelos ou "sono agitado". Com relação ao apetite, classicamente, o paciente apresenta diminuição e, consequentemente, devido à hiporexia, perda de peso. Porém, alguns podem apresentar aumento de apetite e também de peso, que também é uma característica da depressão atípica.

Outro sintoma associado é a alteração na atenção. Há, geralmente, queixa de dificuldade em concentrar-se e de manter-se atento por muito tempo. Também há dificuldades relacionadas à memória, principalmente a memória de evocação, o que frequentemente causa prejuízos nas atividades acadêmicas e laborais. Por vezes, os pacientes informam perceber que parecem lembrar com mais frequência de situações negativas que passaram ao longo da vida, podendo até mesmo ter ruminações depressivas, que, em conjunto com a baixa prospecção e pessimismo com relação ao futuro e às suas próprias capacidades, podem levá-lo a ter ideias de ruína ou niilistas, que aumentam o risco para o surgimento de ideação suicida.

A ideação suicida pode surgir inicialmente como uma ideia egodistônica, mas que pode evoluir para um desejo posterior, com planejamento e tentativas. Porém, podem ocorrer casos em que a ideação suicida surja já inicialmente sem uma crítica sobre si. Em alguns casos, o paciente nega a ideação suicida, mas informa desejos relacionados à morte, como, por exemplo, "gostaria de infartar dormindo e morrer", ou apresenta comportamentos parassuicidas, como deixar de tomar medicações que faz uso para alguma doença crônica que possua ou se coloca em situações de risco, como dirigir em alta velocidade sem usar o cinto de segurança.

Pode ocorrer alteração observável ou subjetiva relacionada à motricidade, alguns podem apresentar lentificação e, em casos extremos, um quadro de catatonia, já em alguns pacientes a queixa é de inquietude motora. Também é frequente a queixa de falta de energia e cansaço. Muitas vezes o paciente informa sentir que está menos resiliente tanto física quanto mentalmente, precisando gastar muita energia para realizar tarefas que geralmente fazia com mais facilidade.

Pensamentos de culpa e ruína são frequentes. Não é incomum o paciente se sentir culpado por estar deprimido, principalmente quando não há um "motivo" (estressor-gatilho) para "justificar o quadro". As ideias de culpa e ruína podem, em alguns casos graves, tornarem-se verdadeiros delírios.

Os pacientes deprimidos podem referir estarem apresentando mais dificuldade para organizar as ideias, se sentirem menos criativos e lentificados mentalmente. A procrastinação é outra característica que pode surgir, levando a acúmulo de atividades não realizadas e consequentemente a aumento no sentimento de incapacidade. Isso afeta diretamente a autoestima do paciente que geralmente se encontra diminuída.

Os pacientes deprimidos podem experimentar uma sensação intensa de solidão, mesmo quando possuem uma rede social adequada e paradoxalmente também tendem a se isolar das pessoas.

De maneira geral, os quadros podem ser leves, moderados e graves. Estes últimos estão usualmente associados a sintomas psicóticos (geralmente, mas não obrigatoriamente, humor congruente, como delírios de culpa e ruína), ideação, planejamento e tentativas de suicídio e intensidade grave dos sintomas com consequente prejuízo importante da funcionalidade das atividades laborais, acadêmicas e sociais.

A chamada depressão atípica possui como características o aumento da necessidade de sono e do apetite, podendo estar associado a aumento do peso, em vez das características mais clássicas da depressão melancólica que seriam a insônia final e a diminuição do apetite. Também pode ocorrer reatividade de humor, que se caracteriza pela melhora temporária do humor por algum estímulo positivo ou piora importante diante de estímulos considerados negativos. Pode ocorrer a sensação de corpo pesado ou *membros em chumbo*. Quando existir características atípicas em um quadro depressivo, deve-se ficar mais atento para a possibilidade de se tratar de depressão bipolar.

A depressão pode ser classificada em endógena, melancólica ou primária, quando apresenta os sintomas clássicos e não gatilhos externos/psicológicos evidentes. Já a depressão exógena ou reativa seria aquela na qual se evidenciam fatores psicológicos ou agentes estressores potencialmente causadores do quadro depressivo. Por não haver evidente diferença a tratamento, prognóstico e, provavelmente, fisiopatologia, essa divisão acaba atualmente não sendo mais utilizada para fins oficiais, apesar de importante para se organizar a melhor estratégia psicoterápica.

A depressão secundária é definida quando os sintomas depressivos são decorrentes de uma causa somática principal, como alteração no funcionamento da glândula tireoide (tanto no hipotireoidismo quanto no hipertireoidismo), pós-acidentes vasculares cerebrais, pós-quadros infecciosos, como quadro depressivo pós-covid, em quadros de doenças sistêmicas, como o lúpus ou esclerose amiotrófica lateral, em quadros demenciais, por uso de alguns medicamentos, como antirretrovirais, imunoglobulinas ou corticoides sistêmicos, por abuso de drogas como álcool, ou abstinência de substâncias.

A distimia é considerada uma forma crônica de depressão e que apresenta menor intensidade dos sintomas. Usualmente, o paciente consegue ter certa produtividade e funcionamento, porém apresenta um desgaste maior para a realização das atividades, tanto laborais e acadêmicas quanto sociais. Sem o tratamento adequado acaba não desenvolvendo, assim como no quadro depressivo maior, apesar de esse ser mais evidente, todo seu potencial individual. É comum o paciente e pessoas mais próximas confundirem o quadro como sendo características da própria personalidade do indivíduo. Os sintomas tendem a aparecer já na infância ou na adolescência. Os manuais classificatórios determinam que para se realizar o diagnóstico os sintomas devem estar presentes há mais de 2 anos. Quando ocorre em paciente com distimia um episódio depressivo maior associado, costuma-se chamar essa situação específica de "depressão dupla".

Além disso, podem-se caracterizar os quadros depressivos como recorrentes, quando mais de um episódio ocorre ao longo da vida. Pode ter características catatônicas quando ocorre estado de catalepsia, negativismo e mutismo. Chama-se de depressão bipolar quando se trata de episódio depressivo em paciente com diagnóstico de transtorno afetivo bipolar, e depressão com características ansiosas quando o paciente apresenta sintomas de inquietude e relata ansiedade e angústia importantes associadas aos sintomas depressivos.

Determinou-se, arbitrariamente, o período de 2 semanas de sintomas depressivos contínuos para se diagnosticar um episódio depressivo, porém esse critério temporal não deveria ser utilizado de maneira inflexível, pois, dependendo da intensidade dos sintomas, dos riscos e da história mórbida psiquiátrica do indivíduo, é fundamental o diagnóstico e início precoce do tratamento para se aumentar a chance de sucesso e a diminuição de riscos e sequelas para o paciente.

O livro "O sofrimento do Jovem Werther" escrito pelo alemão Goethe, em 1774, é uma obra que narra o sofrimento do personagem por um amor impossível que acaba levando o protagonista da história a cometer suicídio. O livro, na época, estimulou o comportamento suicida de vários leitores. Passou a se nominar "efeito Werther" o fenômeno pelo qual a notificação do suicídio de uma pessoa conhecida e famosa leva à imitação do ato suicida por outras pessoas (Figura 28.2).

As síndromes maníacas são aquelas nas quais se observa a elação do humor, este fica exaltado, eufórico, muitas vezes acompanhado de irrita-

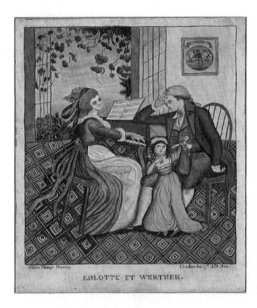

Figura 28.2 • Lolotte e Werther (personagens do livro de Goethe, 1810).

bilidade. O comportamento torna-se mais expansivo e desinibido. Há aumento da impulsividade, gerando gastos desnecessários e do desejo de buscar atividades prazerosas, otimismo exagerado, comportamento irresponsável, até mesmo invasivo e mal-educado em alguns pacientes. A libido pode estar aumentada e, algumas vezes, levar o paciente a apresentar comportamento sexual irresponsável e promíscuo.

O paciente em mania tende a sentir aumento da energia e das disposições física e mental, apesar de, geralmente, esse aumento da disposição não ser realmente efetivo devido à falta de foco e perseverança para se manter os trabalhos. O paciente desvia sua atenção com muita facilidade e tende a fazer muitas coisas ao mesmo tempo e acaba não as finalizando ou a faz de forma pouco cuidadosa. É comum ocorrerem erros e até mesmo apresentar total incapacidade de realização de tarefas em casos mais graves.

Existe uma tendência da diminuição da quantidade total do sono. O paciente refere sentir-se descansado com 2 a 4 horas de sono e, até mesmo, pode ficar dias sem dormir e mantendo a sensação de disposição.

Pode ocorrer alteração do apetite, tanto para diminuição acentuada, quanto aumento ou períodos de hiperfagia e de hipofagia, levando a alterações do peso. Geralmente ocorre perda de peso devido às alterações na ingestão alimentar associadas à diminuição da quantidade total do sono e ao aumento da atividade psicomotora.

Os pacientes tendem a ficar mais inquietos, podem gesticular mais que o habitual, aumentar o volume de voz. Isso pode estar associado à taquilalia devido a aumento da velocidade do pensamento e apresentar pressão para falar, que é a incontrolável necessidade de falar. O curso do pensamento é aumentado e pode tornar-se tão rápido a ponto de gerar a fuga dos pensamentos, situação em que o paciente muda de um tema, de um assunto para outro, sem conseguir finalizá-los.

Em casos de maior gravidade ocorrem delírios, geralmente, mas não obrigatoriamente, humor congruente, com temáticas de grandeza, poder, descoberta, invenção, entre outros. Os pacientes, nesses casos, podem referir serem muito importantes, famosos, poderosos, superdotados intelectualmente, terem força sobre-humana e poderes sobrenaturais, serem enviados especiais de Deus ou terem descoberto algo inédito, como máquinas ou alguma nova teoria.

No início do quadro pode haver sensação de maior clareza mental e de que as pessoas são mais lentas e, por vezes, inicialmente, de melhora da memória, mas que dificilmente se mantém por muito tempo. Não raramente os pacientes, após saírem de uma crise, informam não se lembrarem de muitos fatos ocorridos durante o período.

Se ocorrerem quatro ou mais fases de depressão e/ou mania e/ou hipomania e/ou fase mista durante 12 meses se classifica o paciente como ciclador rápido.

Quando ocorrem sintomas graves e intensos, que seja necessária a internação psiquiátrica, diz-se que se trata de uma fase de mania. Quando esses sintomas são menos graves e intensos, chama-se a fase de hipomania. Quando ocorre um misto de sintomas maníacos e depressivos, ou esses se intercalam de forma muito rápida, chamamos de fase mista, como, por exemplo, o paciente apresentar humor eufórico e referir ideação suicida. Casos em que se intercalam fases leves de depressão com fases leves de hipomania denominam-se quadro de ciclotimia.

A essência do quadro bipolar é a presença de uma fase de mania ou hipomania, apesar de a maior parte das fases do transtorno ser depressiva. O psiquiatra Leonhard descreveu o transtorno bipolar monopolar que caracteriza pacientes que apresentam apenas fases maníacas sem a presença de fases depressivas associadas. Existem quadros maniatiformes que não necessariamente correspondem a um paciente com transtorno bipolar. Certas doenças somáticas, como tumores cerebrais, psicoses epilépticas e o *delirium*, por exemplo, podem mimetizar episódios maníacos e muitas vezes gerar muita dificuldade para se conseguir realizar o diagnóstico diferencial, ou seja, nem todo quadro maniatiforme necessariamente se trata de um paciente com transtorno afetivo bipolar.

Alguns filmes que tratam sobre o tema do transtorno bipolar são: "Mr. Jones" (1993), estrelado por Richard Gere, e que tem como enredo a história de um paciente com transtorno bipolar e todas as dificuldades causadas pela instabilidade do humor do protagonista (Figura 28.3). Outros filmes que possuem a mesma temática são: "O Lado Bom da Vida" (2012). onde Bradley Cooper interpreta um homem com transtorno bipolar que acaba tendo várias perdas ao longo de sua vida, e o "As Horas" (2001), que tem Nicole Kidman interpretando a escritora inglesa Virgínia Woolf que se suspeita que tinha o diagnóstico de transtorno bipolar e que acabou cometendo suicídio durante um grave episódio depressivo.

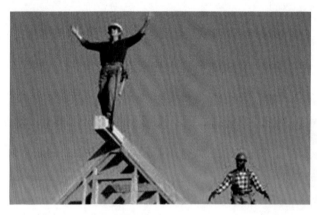

Figura 28.3 • Cena do filme "Mr. Jones", no qual o personagem em uma crise de mania se coloca em situação de risco.

A seguir, pequeno trecho do ensaio "Acerca de Estar Doente" (1925) de Virginia Woolf:

Considerando como a doença é comum, como é tremenda a mudança espiritual que traz, como é espantoso quando as luzes da saúde se apagam, as regiões por descobrir que se revelam, que extensões desoladas e desertas da alma uma ligeira gripe nos faz ver, que precipícios e relvados pontilhados de flores brilhantes uma pequena subida de temperatura expõe, que antigos e rijos carvalhos são desenraizados em nós pela ação da doença, como nos afundamos no poço da morte e sentimos as águas da aniquilação fecharem-se acima da cabeça...

CAPÍTULO 29

Síndromes Obsessivo- -Compulsivas

Os pensamentos obsessivos são intrusivos, em que o paciente não possui controle sobre seu aparecimento e que usualmente são repetitivos e frequentemente geram ansiedade devido à sua temática. São comuns pensamentos relacionados a doenças, morte, desastres, sexo e escatológicos. Esses tipos de pensamentos quase sempre são egodistônicos. O paciente apresenta crítica sobre esses pensamentos e isso aumenta sua ansiedade, porém não consegue controlá-los. Além de pensamentos, alguns pacientes podem relatar imagens reentrantes e causadoras dos mesmos desconfortos.

Os comportamentos compulsivos são formas repetitivas de comportamentos que normalmente estão associados aos pensamentos obsessivos e têm "função" compensatória ou mesmo "aniquiladora" do pensamento obsessivo. Por exemplo, um paciente com pensamento obsessivo sobre uma temática de adoecer pode apresentar um comportamento compulsivo de limpeza, lavando as mãos inúmeras vezes ao dia ou tomar banho várias vezes e por um período longo, chegando a fazer lesões na pele, muitas vezes como uma forma de evitar estar sujo, "contaminado" e adoecer. Da mesma maneira que, geralmente, ocorre com os pensamentos obsessivos, o paciente sente que o comportamento compulsivo é exagerado e disfuncional, mas mesmo assim não consegue controlá-lo.

O paciente acaba gastando um tempo significativo do seu tempo com questões relacionadas a esses sintomas, como, por exemplo, verificar inúmeras vezes se portas e janelas estão fechadas ou mantendo rituais específicos, como se benzer ou tocar em determinados objetos.

O paciente com TOC grave referia que precisava tocar em placas vermelhas de trânsito todas as vezes que as via, por isso precisava acordar muito cedo para ir ao trabalho, que passou a ir a pé, em vez de ônibus, para facilitar a realização de seu comportamento compulsivo. Outro paciente que trabalhava como bancário relatava que precisava contar inúmeras vezes seu caixa, mais de dez vezes no final de seu expediente, pois sempre achava que podia ter errado seu fechamento. O mesmo paciente também precisava fechar a torneira durante o banho sempre que pensava em coisas boas ou números pares, se isso não ocorresse precisava tomar banho novamente. Um outro caso, ainda mais grave, foi de um paciente para o qual foi indicado a psiconeurocirurgia, devido à refratariedade de seu caso com os psicofármacos e a psicoterapia. Esse paciente possuía inúmeros rituais para poder sair de casa, como só sair quando tinha pensamentos que considerasse positivos, precisava pensar em determinados números para realizar algumas ações, inclusive ir às consultas médicas, o que acabou o levando a parar de estudar, perder seu emprego e não conseguir manter uma vida social adequada.

O transtorno obsessivo-compulsivo geralmente apresenta tanto os pensamentos obsessivos quanto os comportamentos compulsivos, mas pode somente haver os pensamentos obsessivos, como também apenas os comportamentos compulsivos.

Chama-se *espectro* do TOC aquelas alterações que parecem apresentar características e uma relação com o TOC. Existem vários transtornos possivelmente relacionados, mas para manter a questão fenomenológica, classificatória e hierárquica como um norteador do raciocínio clínico incluímos dentro desse espectro os seguintes transtornos: tricotilomania, tiques, onicofagia, hipocondria, transtorno de escoriação, síndrome de Tourette, alguns tipos de acumulação compulsiva e transtorno dismórfico corporal.

Na tricotilomania o paciente apresenta o comportamento de arrancar pelos corporais, geralmente o cabelo, mas também pode estar direcionado para outras áreas corporais, como sobrancelhas, pelos pubianos, axilas ou pelos dos braços ou das pernas. Quando ocorre no couro cabeludo pode causar áreas de alopecias. Alguns pacientes, além de arrancarem os pelos, também os ingerem, podendo causar o tricobezoar (massa de pelos que se forma no estômago ou intestino em indivíduos com tricofagia).

Na onicofagia o indivíduo tende a roer as unhas, podendo ou não as engolir. Algumas vezes ocorre também retirada das cutículas e da pele situada ao redor dos dedos. Usualmente ocorre nas unhas das mãos, mas em casos mais graves pode ocorrer também nas unhas dos pés. Os pacientes referem que o desejo de roer as unhas aumentam quando se sentem mais ansiosos.

Os transtornos de escoriação caracterizam-se por um desejo de se cutucar e/ou procurar pequenas feridas, cravos e espinhas na pele. Há repetição desse comportamento fazendo com que a pessoa comece a apresentar feridas na pele, em especial no couro cabeludo, o que acaba perpetuando o comportamento. Em casos mais graves, podem ocorrer áreas de alopecia e infecção de pele. Deve-se diferenciar o transtorno de escoriação do comportamento de se ferir voluntariamente devido ao desejo de suicídio ou para diminuir a angústia, ou em comportamentos parassuicidas que, por vezes, ocorrem em pacientes com quadros depressivos e no transtorno de personalidade *borderline*. Uma das maneiras de se diferenciar é que no transtorno de escoriação o paciente não deseja se fazer mal a si nem possui desejo de sentir dor.

Já nos tiques o paciente sente forte desejo de realizar um movimento ou vocalização breve, sem uma função específica, sendo não rítmica e rápida. Ele possui um certo controle sobre o iniciar, mas geralmente por períodos pequenos e após a realização do ato o indivíduo descreve sentir um certo alívio. São comuns tiques de piscar, fazer careta, morder, cheirar, e até alguns mais complexos como se tocar ou se bater. Os tiques vocais podem ser assobiar, pigarrear e fungar. Na síndrome de Tourette o indivíduo possui tanto tiques motores quanto verbais e podem ocorrer coprolalia e ecolalia associadas. Os tiques podem estar associados a doenças neurológicas como a doença de Huntington.

No transtorno de acumulação há necessidade de guardar objetos, mesmo sendo sem utilidade, como jornais antigos, papéis de embrulho, sacolas plásticas, alimentos, entre outras objetos. Isso está associado a intenso sofrimento ao se pensar em se desfazer dos itens ou tentar jogá-los fora. A acumulação pode gerar problemas no espaço físico da residência da pessoa acometida, podendo haver ambientes inteiros ocupados por objetos ou lixo, causando problemas, inclusive de saúde, pela falta de higiene do local, sendo, às vezes, um problema de saúde pública. Um tipo específico de transtorno de acumulação é a chamada síndrome de Noé, neste caso, ocorre o acúmulo de inúmeros animais sem as condições de espaço, higiene e alimentação para eles. A síndrome de acumulação pode estar associada ao TOC, quadros psicóticos crônicos, como a esquizofrenia e também a quadros demenciais.

O transtorno dismórfico corporal faz com que o indivíduo tenha uma preocupação excessiva com relação a algum defeito imaginário ou pequena alteração física existente, o que gera intenso sofrimento na pessoa e inúmeros comportamentos compulsivos para tentar ocultar ou melhorar a alteração percebida pelo paciente. Esses pacientes podem realizar inúmeros procedimentos estéticos, inclusive cirurgias plásticas, e nunca se sentirem satisfeitos com os resultados, pois sempre se sente desconfortável com sua própria aparência. Alguns casos icônicos podem ser observados em alguns artistas e celebridades que acabam modificando totalmente seus corpos, geralmente o rosto, ficando, por vezes, irreconhecíveis e até mesmo com uma aparência bizarra e bastante artificial.

A versão de Pablo Picasso para a pintura "A Infanta Margarita" de Diego Velásquez pode ser utilizada como exemplo didático, apesar de obviamente se tratar de uma homenagem de Picasso a Velasques, da distorção da autoimagem encontrada em pacientes com transtorno dismórfico corporal (Figura 29.1).

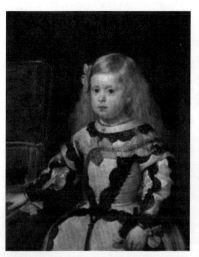 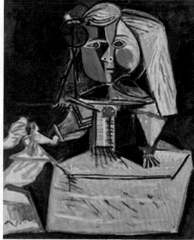

Figura 29.1 • "A Infanta Margarita" – A original pintada por Velásquez (1653) e a versão de Picasso (1957).

CAPÍTULO 30

Síndromes Alimentares

A característica elementar dessas síndromes são as alterações encontradas na relação do indivíduo com o ato de se alimentar, que sempre é disfuncional. Ou seja, a alimentação que está relacionada a uma condição básica para a sobrevivência é vivenciada de maneira patológica.

A alimentação é fundamental para a sobrevivência por nos suprir dos elementos necessários para a manutenção adequada do funcionamento das nossas funções fisiológicas básicas. Ela fornece energia para a realização dos comportamentos, dos mais simples até os mais complexos, também traz satisfação ao saciar a fome, além de prazer ao sentir o sabor dos alimentos. Também existe a relação da questão cultural envolvida. É universal a relação que famílias e amigos têm com as refeições, como em festas comemorativas e no próprio cotidiano. É na mesa de refeições que a maioria das famílias tem um tempo para estabelecer conversas e estreitar suas relações.

Os transtornos alimentares invertem essa relação de prazer e necessidade básica para algo usualmente relacionado a sofrimento, culpa e, muitas vezes, vergonha.

Na anorexia nervosa o paciente, geralmente do sexo feminino, possui um medo intenso de engordar, e por isso acaba usando métodos extremos para não ganhar peso e tentar emagrecer. Pode usar métodos purgativos, como induzir vômitos, ficar por muito tempo sem se alimentar, fazer dietas restritivas, como, por exemplo, só ingerir líquidos ou alimentos com baixo teor calórico, fazer uso de diuréticos, laxantes ou praticar de forma exagerada exercícios e, não raramente, usar anorexígenos.

A pessoa acometida de anorexia nervosa possui um medo mórbido de engordar associado a uma distorção da autoimagem, que pode, algumas vezes, ser considerada uma ilusão da autoimagem, pois a pessoa pode, mesmo estando extremamente emagrecida, enxergar-se de maneira diversa e afirmar ainda se perceber gorda ou com algumas partes do corpo aumentadas, como a barriga, as nádegas, as coxas ou o rosto.

Essa busca pelo emagrecimento leva algumas vezes a uma perda considerável de peso, causando alterações físicas, como hirsutismo, perda acentuada de massa muscular e do tecido adiposo, podendo levar à diminuição da bola de Bichat, tornando o rosto da pessoa com aspecto cadavérico. Podem ocorrer alterações endócrinas importantes, causando alterações menstruais e provocar até mesmo amenorreia. Geralmente há desnutrição grave e alterações metabólicas importantes como hipocalemia, que podem gerar a morte por essas alterações em si, pelo risco de alterações cardíacas e infecções devido à diminuição da imunidade.

A anorexia nervosa pode ser do tipo restritivo, no qual o paciente por meio de dieta, jejum e/ou exercícios físicos causa a perda de peso. O outro tipo é o purgativo, nesse a perda de peso é causada pelo vômito induzido, uso de laxantes, anorexígenos, diuréticos ou laxantes.

O sinal de Russel (Figura 30.1) são lesões em forma de calos ou feridas que aparecem na região do dorso das mãos causados pela indução excessiva de vômitos ao se introduzir a mão na boca. O sinal pode aparecer na anorexia nervosa e na bulimia nervosa. Além disso pode ocorrer a destruição do esmalte dentário pela ação do ácido gástrico decorrente dos recorrentes vômitos autoinfringidos.

São comuns comorbidades como quadros de ansiedade, de humor e alterações de personalidade. São também frequentes conflitos familiares e existe uma certa relação com famílias mais exigentes, principalmente com relação ao peso corporal.

Algumas profissões parecem ter risco aumentado para esse tipo de transtorno, como em modelos, bailarinas, atores e esportistas.

Na bulimia nervosa o paciente possui episódios de comer, de forma descontrolada, grandes quantidades de alimentos, em um período curto. Esse padrão alimentar é chamado *binge* e está associado a uma sensação de falta de controle sobre o ato de ingerir o alimento e ocasiona, após a ação,

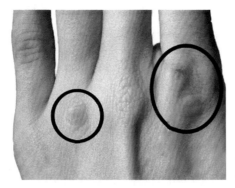

Figura 30.1 • Sinal de Russel.

um sentimento de culpa. Geralmente os alimentos consumidos são carboidratos e doces de alto valor calórico. O paciente possui episódios regulares dessa forma de comer e que estão posteriormente relacionados a comportamentos compensatórios, que geralmente são a indução de vômitos.

Existe na bulimia nervosa, assim como na anorexia nervosa, a persistente preocupação com o peso corporal, mas ao contrário da anorexia, em que o paciente possui um índice de massa corporal (IMC) abaixo, ou muito abaixo do normal, o peso encontra-se dentro de uma faixa normal ou um pouco acima. Existe usualmente um sentimento de menos-valia, vergonha e de falta de controle sobre esse comportamento. Quando ocorre em mulheres, que representa a maioria dos casos de bulimia nervosa, geralmente não ocorrem alterações menstruais como na anorexia nervosa, apesar de os vômitos induzidos poderem gerar quadros de descompensações hidroeletrolíticas, como hipocalemia, hipocloremia, hiponatremia, além de lesões esofágicas e amigdalites de repetição.

No transtorno de comer compulsivo (*binge eating*) o paciente apresenta, assim como no caso dos pacientes com bulimia nervosa, episódios de comer compulsivo, porém esses não vêm acompanhados dos vômitos induzidos após o ato de *binge*.

No picacismo, pica ou alotriofagia, o indivíduo possui persistente ingestão de substâncias, objetos e materiais que não possuem valor nutricional nem são comestíveis, como terra, tijolo, pedra, pregos, tintas e tecidos. Usualmente, o picacismo é um sintoma relacionado a quadros psicóticos graves, retardo mental, transtorno do espectro autista e quadros demenciais. Devem-se descartar os quadros de deficiências nutricionais, anemias, gestação e parasitoses que podem causar esse tipo de alteração alimentar.

O transtorno alimentar restritivo possui como característica uma limitação importante para o consumo de diversos alimentos devido a questões sensoriais como cheiro, cor, forma e texturas, causando aversão do indivíduo a esses alimentos considerados sensorialmente repugnantes ou incômodos. Não existe preocupação relacionada à autoimagem ou ao peso corporal nem critérios para se diagnosticar um quadro de anorexia ou bulimia nervosa. Esse transtorno pode gerar, mas não obrigatoriamente, perda de peso, deficiências nutricionais e dificuldades sociais, como evitar se alimentar na frente de outras pessoas.

A obesidade é uma doença crônica, definida pela Organização Mundial da Saúde (OMS) como o acúmulo anormal ou excessivo de gordura no corpo. Um adulto é considerado obeso quando seu IMC é maior ou igual a 30kg/m². A OMS já considera a obesidade uma epidemia global. Segundo a OMS (2023), a grande maioria das crianças com sobrepeso ou obesas vive em países em desenvolvimento, onde a taxa de aumento da obesidade foi mais de 30% maior do que nos países desenvolvidos. Em 2025, a estimativa é de que 2,3 bilhões de adultos ao redor do mundo estejam acima do peso, sendo 700 milhões de indivíduos com obesidade, isto é, com IMC acima de 30. No Brasil, essa doença crônica aumentou 72% nos últimos treze anos, saindo de 11,8% em 2006 para 20,3% em 2019 (ABESO, 2023).

A obesidade está diretamente relacionada ao aumento de risco de doenças cardiovasculares, como infarto do miocárdio, hipertensão, alterações endócrinas como diabetes, a alguns tipos de câncer como o de cólon, reto, mama e fígado, entre outros, e de acidentes vasculares cerebrais. Esse aumento das morbidades consequentemente eleva o risco de mortalidade, diminuindo a expectativa de vida dos indivíduos obesos.

Existem múltiplos fatores relacionados à obesidade, desde o sedentarismo, até o consumo de alimentos ultraprocessados e a cultura do consumo de *fast-food*, que são alimentos sabidamente possuidores de altos níveis de sal, açúcares e calorias.

Além disso, existe uma relação do aumento do desejo de comer em inúmeras doenças mentais, como em alguns pacientes com quadros depressivos, ansiosos, no transtorno de comer compulsivo, na bulimia nervosa e em quadros psicóticos. Soma-se a essa questão que grande parte dos psicofármacos, em especial antidepressivos e antipsicóticos de segunda geração, causam, como efeitos colaterais decorrentes de suas ações em receptores serotonérgicos, histaminérgicos e adrenérgicos, o aumento do apetite.

Síndromes Alimentares

Por isso, sempre se deve fazer a avaliação minuciosa do caso de pacientes com obesidade para se encontrar a causa original da alteração de peso, sendo fundamental abordar esse assunto com os pacientes e realizar o controle do peso corporal, do índice de massa corporal (IMC – Quadro 30.1) e de medidas corporais, como da circunferência abdominal e do quadril para o acompanhamento adequado desses pacientes. Cabe frisar a necessidade do acompanhamento de nutricionista, psicólogo, educador físico e do endocrinologista, além do psiquiatra, para se dar o melhor tratamento possível a esse grupo de pacientes.

Quadro 30.1 • Índice de massa corporal – IMC.

IMC	Classificações
Menor do que 18,5	Abaixo do peso normal
18,5-24,9	Peso normal
25,0-29,9	Escesso de peso
30,0-34,9	Obesidade classe I
35,0-39,9	Obesidade classe II
Maior ou igual a 40,0	Obesidade classe III

Classificação segundo a OMS a partir do IMC.

O filme "A Baleia" estrelado pelo ator australiano Brenda Fraser conta a história de um professor que após uma série de problemas que ocorreram em sua vida, incluindo uma separação, começa a apresentar quadro depressivo e transtorno de comer compulsivo causando no personagem obesidade mórbida (Figura 30.2).

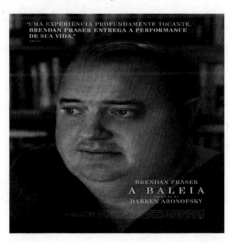

Figura 30.2 • Cartaz do filme "A Baleia" (2022).

CAPÍTULO 31

Síndromes de Dependências

As síndromes de dependência têm como principal característica a incapacidade de controle sobre o consumo ou uso de determinadas substâncias químicas, jogos, mídias eletrônicas, tecnologia ou alimentos. Há incapacidade do controle de tempo e frequência com que se faz uso, gerando problemas em vários campos, como na vida laboral, acadêmica, social e familiar, podendo gerar até mesmo problemas judiciais.

Sintomas de abstinência ocorrem quando o indivíduo tenta diminuir ou suspender o uso do que o torna dependente, sendo que os sintomas de abstinência geralmente são específicos para cada substância. Por exemplo, na abstinência de álcool são comuns sintomas físicos, como tremor, náuseas, disfunções autonômicas, podendo ocorrer delírios, alucinações e até mesmo crises convulsivas, gerando forte ansiedade e desconforto no paciente. Quando se trata de dependências sem substâncias (como no jogo patológico ou na dependência de celulares), os sintomas são menos físicos e mais psíquicos, como ansiedade, tristeza e irritabilidade, mas podem ocorrer alterações no sono, apetite e na atenção.

A tolerância é uma característica presente nas dependências e caracteriza-se pela necessidade de quantidades maiores de determinada substância para se ter o mesmo efeito prazeroso, ou com o avançar da doença o aumento do consumo para diminuir os sintomas da falta do uso.

Os pacientes referem forte desejo (*fissura*) para consumir o agente causador de sua dependência e grande dificuldade de controle sobre esse desejo, que acaba levando a um pensamento constante sobre o consumo. Isso se deve ao mecanismo biológico relacionado às dependências que são as vias de recompensa, elas são importantes para o aprendizado e a manutenção de certos comportamentos como alimentação, sexo, interação social, atividades culturais, conquistas pessoais e, dependendo da pessoa, leitura e experiências religiosas.

Essas vias são formadas pela interconexão de algumas áreas cerebrais como o córtex pré-frontal, hipocampo, área tegmental ventral e núcleo *accumbens*. No núcleo *accumbens* ocorre a liberação de dopamina ocasionada pelo consumo de certas drogas ou por meio de atos, como comprar, jogar ou usar mídias eletrônicas, e faz com que o cérebro gere adaptações que parecem ter relações individuais de propensão ao abuso, levando o indivíduo a necessitar de forma frequente desse reforço neuroquímico gerador de prazer e para evitar o intenso desprazer (sintomas de abstinência) quando essas vias não são estimuladas.

O dependente químico, apesar dos evidentes problemas gerados pelo consumo, mantém o padrão desse uso. Pacientes dependentes de nicotina, por exemplo, mesmo apresentando quadros respiratórios importantes, como DPOC (doença pulmonar obstrutiva crônica), mantêm o consumo de cigarros. Um paciente cirrótico com óbvia necessidade de suspensão do consumo de álcool muitas vezes mantém o consumo da substância. Um dependente de cocaína, mesmo tendo infartado, continua a usar a droga. Exemplos da deterioração social e individual que o dependente acaba apresentando são públicas e notórias, como no caso das chamadas cracolândias (regiões relativamente limitadas em algumas cidades onde se encontram dependentes químicos de crack e outras drogas e em situação de vulnerabilidade que vagam diuturnamente nesses locais consumindo drogas).

Algumas substâncias químicas podem não possuir potencial de abuso, como o caso de anti-inflamatório não esteroides e antibióticos, mas pode ocorrer o consumo abusivo dessas substâncias em alguns indivíduos.

No Brasil, segundo dados do 3º Levantamento Nacional sobre o Uso de Drogas pela População Brasileira, entre pessoas de 12 a 65 anos de idade 66,4% da população fez consumo de álcool ao longo da vida e 30,1% nos últimos 30 dias. O tabaco foi consumido em 33,5% da população ao longo da vida e 13,6% nos últimos 30 dias (Fiocruz, 2017).

Com relação ao uso de medicamentos não prescritos (anabolizantes, anfetamínicos, anticolinérgicos, barbitúricos, benzodiazepínicos e opiáceos), ao longo da vida, os benzodiazepínicos foram consumidos por 3,9%, os opiáceos por 2,9% e a classe dos anfetamínicos por 1,4% da população estudada. O uso de medicamentos não prescritos foi mais frequentemente reportado entre as mulheres (4% nos últimos 12 meses e 1,5% nos últimos 30 dias) do que entre os homens (2% nos últimos 12 meses e 0,7% nos últimos 30 dias).

Com relação ao uso de drogas ilícitas, 15% dos homens usaram ao longo da vida, nas mulheres a porcentagem foi de 5,2%. Já nos últimos 30 dias essa porcentagem foi de 2,7% nos homens e 0,7% nas mulheres. As drogas ilícitas mais consumidas durante a vida foram: maconha e derivados, cocaína, solventes, crack e derivados. Nos últimos 30 dias as drogas mais consumidas foram: maconha e derivados, cocaína, crack e derivados e solventes.

O que chama a atenção desses dados é que das drogas mais consumidas pela população brasileira, em ordem decrescente de consumo: álcool, tabaco, maconha, medicamentos não prescritos e cocaína, três dessas substâncias são legalizadas. Torna-se importante esse detalhe com referência à atual tendência de legalização da *cannabis* para uso recreacional, algo que tem acontecido em alguns países do mundo, como nos Estados Unidos e no Canadá. A discussão precisa ser mais aprofundada, pois sabe-se que o consumo da *cannabis* não é isento de riscos, pois a substância possui potencial de abuso, e esse risco parece estar aumentando com a mudança da concentração do THC encontrado nas novas variedades vendidas da droga, que tem apresentado aumento da concentração de THC (Freeman et al., 2020; Petrilli et al., 2022), principalmente na chamada maconha sintética, que tem sido chamada de K-2 ou K-9 e possui níveis ainda mais elevados das concentrações de THC e níveis baixos de canabidiol.

Além disso, a legalização parece diminuir a percepção de risco que a população possui com relação a determinada substância, principalmente a população mais vulnerável, no caso crianças e adolescentes. Essa população, caso aumente o consumo, amplia o risco da dependência, do aparecimento de doenças mentais, principalmente da esquizofrenia e dos déficits cognitivos associados ao consumo (Meier et al., 2022; Cheng et al., 2023).

A questão é bastante complexa, pois parece que legalizar drogas ilícitas tem uma tendência de aumento de seu consumo. De forma inversa parece que criminalizar o consumo de substâncias legalizadas tem efeito semelhante, como pôde ser observado na tentativa de Lei Seca que ocorreu nos Estados Unidos, entre 1920 e 1933, e que, além de não ter diminuído o consumo, fortaleceu o crime organizado.

Existe óbvia relação entre violência e tráfico de drogas, porém a questão da violência no mundo e principalmente no Brasil é muito complexa. Fatores como desigualdade social, diferença de oportunidades, cultura da violência, baixa qualidade estrutural no transporte, na segurança pública, na saúde e na educação parecem ser tão ou até mais importantes fatores geracionais da violência. A legalização das drogas não parece ser algo que possa gerar diminuição importante da violência se essas outras variáveis não forem trabalhadas adequadamente. Legalizar as drogas não mudaria apenas o tipo de crime, de tráfico para contrabando?

Uma das formas de se classificar as drogas são dividi-las de acordo com sua ação principal na atividade mental, como pode ser observado no quadro 31.1.

Quadro 31.1 • Classificação de drogas segundo sua ação na atividade mental.

Ação na atividade mental	Exemplos
Depressoras ou psicolépticas	Álcool, opiáceos, sedativos e hipnóticos, solventes, barbitúricos
Ativadoras ou psicoanalépticas	Cocaína e derivados, anfetaminas, cafeína, nicotina
Perturbadoras ou psicodislépticas	Cannabis, LSD, anticolinérgicos, alucinógenos

O padrão de consumo pode ser considerado em uso experimental, eventual ou ocasional quando o consumo não possui características de dependência química, ou seja, uso sem problemas evidentes. Cabe ressaltar que nenhuma forma de consumo é isenta de riscos. Um indivíduo, por exemplo, que beba esporadicamente, mesmo não sendo em grande quantidade, sob o efeito de álcool pode provocar um acidente automobilístico, caso dirija. Os pacientes tendem a chamar esse consumo de "uso social", porém é sempre importante tentar detalhar frequência, padrão de consumo (se em *binging*, por exemplo), quantidade de doses de álcool usada quando faz o consumo e qual a frequência do uso na semana, possíveis problemas relacionados ao consumo, como acidentes domésticos, violência, problemas policiais e possíveis problemas físicos.

Além das dependências causadas por substâncias, podem ocorrer as chamadas dependências sem substâncias, aqui poderíamos colocar o jogo patológico, jogo patológico de eletrônicos (*on-line* e *off-line*), dependência de celulares (nomofobia ou *no-mobile*). A essa lista poderíamos acrescentar o comprar compulsivo e alguns padrões de comer compulsivo que também poderiam ser classificados, pelas suas características clínicas, como um tipo de dependência, pois possuem incapacidade de controle mesmo com óbvios problemas gerados pelo comportamento, sintomas de abstinência, sentimento de culpa e de falta de autocontrole. Os mecanismos biológicos dessas doenças podem ter as mesmas bases biológicas que as encontradas nas dependências químicas por substâncias.

Existem alguns filmes que falam sobre a questão da dependência química, podemos colocar como exemplos o filme britânico "Trainspotting" (1996), que possui como enredo a vida de jovens dependentes de heroína que vivem no subúrbio de Edimburgo, na Escócia. No filme americano "Despedida em Las Vegas" (1995), Nicolas Cage atua como um dependente químico de álcool que resolve beber até morrer. No filme alemão "Eu, Christiane F. 13 Anos, Drogada e Prostituída" (1981), baseado no livro homônimo, conta a história de uma adolescente que desenvolve dependência química grave e acaba se prostituindo para manter seu vício (Figura 31.1).

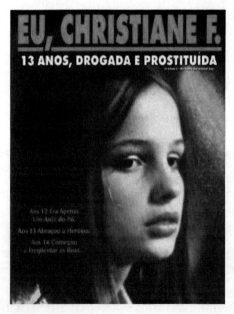

Figura 31.1 • Cartaz do filme "Eu, Christiane F., Drogada e Prostituída".

CAPÍTULO 32

Síndromes da Personalidade

A personalidade pode ser definida como a forma que usualmente nos relacionamos com as pessoas, lidamos com as situações cotidianas e com os problemas que ocasionalmente ocorrem, a maneira que habitualmente pensamos e agimos com relação às pessoas e à sociedade de maneira geral. Esse jeito de ser faz com que tenhamos características definidoras e específicas que acabam nos individualizando como um ser humano único.

Ela pode ser dividida em dois componentes principais, o temperamento que pode ser definido como características psíquicas inatas, biológica e geneticamente predeterminadas, como maior extroversão ou introversão, maior ou menor impulsividade e maior ou menor sensibilidade. Outro componente da personalidade é o caráter que se relaciona com experiências pessoais, familiares, momento histórico e a cultura em que a pessoa está inserida, assim como possíveis traumas, dados de informações adquiridos e a forma que foi criado, ou seja, dados externos que, direta ou indiretamente, irão modular a personalidade.

Refere-se a transtornos de personalidade quando o indivíduo possui, devido às suas características próprias da personalidade, problemas originados pelo modo que é como pessoa, gerando problemas para si e/ou para terceiros, mesmo não obrigatoriamente tendo consciência disso. Geralmente o jeito de ser e de se relacionar com o mundo e com as pessoas é rígido e não saudável, divergindo da norma usual e gerando dificuldades na vida social, familiar e laboral do indivíduo. Esse comportamento não é decorrente de doenças mentais identificáveis como a esquizofrenia, fases depressivas ou maníacas, ou devido ao efeito do uso ou abstinência de drogas ou por alterações fisiológicas originadas de doenças somáticas.

A Associação Americana de Psiquiatria (APA) divide os principais transtornos de personalidade em agrupamentos (*clusters*), que são agrupamentos A (*mad*), B (*bad*) e C (*sad*).

No agrupamento A (excêntricos ou estranhos), os indivíduos possuem crenças bizarras, são isolados socialmente, apresentam menor expressão afetiva e podem ser desconfiados. Nesse agrupamento encontram-se os transtornos de personalidade esquizotípico, esquizoide e paranoide. A seguir a descrição de cada uma delas:

▶ **Esquizotípico**: na CID-10, está classificado como uma doença mental e relacionado à esquizofrenia, mas não como um transtorno de personalidade. A característica desse tipo de transtorno de personalidade são ideias estranhas, excêntricas e bizarras que podem estar relacionadas a espiritualidade, forças sobrenaturais e vida extraterrena, por exemplo. Os pacientes podem apresentar algumas alterações da sensopercepção, que, geralmente, não são elaboradas ou complexas. O pensamento é vago ou estereotipado, causando estranhamento ao ouvinte, o afeto é suspicaz ou mais constrito ou distante. Há um tipo de comportamento excêntrico, estranho ou bizarro, como alguns temores paranoides. Há pouco relacionamento social devido à desconfiança e ao desconforto causados pela interação social, sendo comum não possuírem amigos íntimos ou relacionamentos amorosos duradouros. Esse transtorno parece estar dentro de um *continuum* das síndromes psicóticas e poderia se encaixar dentro da teoria da psicose única, inicialmente defendida pelo psiquiatra alemão Wilhelm Griesinger (1817-1868) e seria entendido como uma variedade subclínica da esquizofrenia.

▶ **Esquizoide**: tem como característica a falta de interesse pelo relacionamento interpessoal, assim como diminuição da expressão afetiva. Há desinteresse por relacionamentos íntimos e tendência a preferir estar e praticar atividades solitárias. Não existe interesse nem mesmo em manter relações amorosas e sexuais, além de o indivíduo apresentar afeto aplainado e falta de reatividade a comentário de terceiros, tanto elogios como críticas.

- **Paranoide**: o indivíduo possui uma desconfiança excessiva e generalizada com terceiros, avaliando de forma suspicaz atitudes e comportamentos inócuos. A pessoa acometida de tal transtorno é desconfiada da fidelidade de seus amigos, parceiros e/ou cônjuges. Tem tendência a achar que está sendo explorada, que tentam lhe prejudicar, guarda rancores por ofensas ou insultos reais ou mal interpretados, tendo dificuldade de esquecê-los. Pode responder de maneira irritada, mordaz, irônica ou até agressiva se interpretar que está sendo difamada ou prejudicada. O paciente, geralmente, não possui nenhuma ou pouquíssima crítica sobre as situações em que interpreta ser prejudicado ou enganado. Pode justificar suas desconfianças porque os outros sentem inveja de sua pessoa, medo de suas capacidades ou porque as pessoas são más ou possuem problemas de caráter.

Na literatura, o personagem Bentinho, do clássico "Dom Casmurro" (1899), obra de Machado de Assis, possui uma desconfiança excessiva de sua amada Capitu e pode ser um exemplo interessante de como o paranoide pode criar interpretações que justificam suas crenças. Isso pode ser observado no trecho do livro que descreve a reação de Capitu no velório de Escobar, personagem que era amigo de Bentinho: *Só Capitu, amparando a viúva, parecia vencer-se a si mesma. Consolava a outra, queria arrancá-la dali. A confusão era geral. No meio dela, Capitu, olhou alguns instantes para o cadáver tão fixa, tão apaixonadamente fixa, que não admira lhe saltassem algumas lágrimas poucas e caladas...*

...Momento houve em que os olhos de Capitu fitaram o defunto, quais os da viúva, sem o pranto nem palavras desta, mas grandes e abertos, como a vaga do mar lá fora, como se quisesse tragar também o nadador da manhã (p. 612).

No agrupamento B temos os pacientes que possuem como características principais a impulsividade, conflitos interpessoais frequentes e instabilidade emocional crônica. São representados pelos transtornos de personalidade emocionalmente instável (*borderline*), antissocial, narcisista e histriônica. A seguir a descrição das personalidades desse agrupamento:

- **Emocionalmente instável ou *borderline***: o paciente possui um padrão de comportamento muito instável, com condutas muitas vezes hostis e provocativas devido a crenças sobre si mesmo e às pessoas. Geralmente se sentem desrespeitados, excluídos ou desprezados com muita facilidade e de maneira distorcida, o que os levam, algumas vezes, a apresentar comportamentos disruptivos contra si, como produzir lesões no próprio corpo. São frequentes lesões autoinfringidas, que podem ser cortes em braços e pernas. São comuns as tentativas de suicídio, assim como terem acessos de raiva e quebrarem objetos ou terem comportamentos heteroagressivos. Podem ainda ter uma conduta hostil, irônica ou ser sarcásticos quando se sentem confrontados, ameaçados ou desprezados. Os indivíduos referem, com frequência, um sentimento crônico de vazio e dificuldade tanto para modular quanto para controlar sua impulsividade. Podem ocorrer episódios dissociativos eventuais e, em alguns casos, até mesmo sintomas psicóticos, que usualmente são de curta duração e relacionados a estressores agudos. Devido às tentativas de suicídios serem comuns na história dos transtornos de personalidade *borderline*, esse tipo de personalidade é considerado um fator alto de risco para o suicídio.

Possuem também perturbação de sua identidade com relação à autoimagem e à percepção de si mesmos. Apresentam grande reatividade de humor diante de situações consideradas hostis ou limitadoras. Essa reatividade pode ser representada por ansiedade importante ou por raiva desproporcional que pode gerar comportamentos violentos.

É comum a história de dificuldade de manter relacionamentos afetivos, amizades e até mesmo conseguir uma relação familiar estável devido ao padrão de instabilidade e interpretações erráticas do comportamento de terceiros.

Esse tipo de paciente pode gerar usualmente uma contratransferência negativa no examinador. Esse pode se sentir irritado pelas atitudes, muitas vezes hostis ou provocativas, do paciente com transtorno *borderline* que pode mostrar-se irônico, evasivo, ameaçador ou até mesmo agressivo verbalmente ou, em casos extremos, agressivo fisicamente com o avaliador.

▶ **Antissocial**: o indivíduo possui um histórico de não respeitar normas e regras sociais e legais, sendo comum um histórico de mentir frequentemente, com a tendência de sempre dar desculpas para a não realização de suas responsabilidades ou para tentar justificar atitudes imorais ou ilegais. Tende a não se responsabilizar pelas suas atitudes e tentar culpabilizar terceiros ou a sociedade. Possui um padrão de impulsividade em suas atitudes, mostrando-se irresponsável com a administração de sua vida e de terceiros. Podem-se tornar ameaçadores e agressivos, sendo comum em alguns, mas não em todos os casos, envolvimento em brigas e discussões, que podem chegar à violência física. Não possuem remorso real pelos atos de violência, criminosos ou imorais que cometem e tendem a racionalizar essas atitudes.

Não apresentam capacidade de empatia, até conseguem entender o que o outro está sentindo, mas sentem muito pouco, ou mesmo não sentem nada por isso, ou seja, são indiferentes e insensíveis pelo próximo. Algumas vezes possuem alguma afetividade por alguém mais próximo, mas nos casos mais graves são indiferentes a praticamente todas as pessoas, importando-se somente com si mesmos.

Possuem um charme superficial que desaparece quando não conseguem seus objetivos ou logo após conseguirem o que desejam. Têm dificuldade em se manterem empregados, de manterem relacionamentos duradouros, tanto de amizades quanto amorosos. Geralmente traem e exploram seus companheiros e amigos, assim como familiares.

Apresentam, habitualmente, histórico de transtorno de conduta na infância e na adolescência, com uma história de dificuldade de aceitar regras, dificuldades na escola devido a maus comportamentos, brigas, gazear aulas, por cometerem furtos, roubos e serem mentirosos contumazes.

Esse diagnóstico não deve ser confundido com comportamento antissocial que pode ocorrer em pacientes com crises psicóticas ou maníacas, com algum transtorno mental de etiologia orgânica, quadro demencial ou na fase ativa ou na abstinência de dependências químicas. O ideal nesses casos seria tratar o quadro principal e após um tempo de acompanhamento observar se o comportamento antissocial continua, pois, muitas vezes, especialmente no caso de dependências químicas, esse comportamento se modifica após um período maior de abstinência.

Também se deve tomar o cuidado para não se diagnosticar automaticamente pessoas que cometem crimes com o diagnóstico de transtorno de personalidade antissocial, pois apesar de esses serem mais propensos a cometerem infrações legais, e muitos criminosos possuírem esse diagnóstico, a maioria dos criminosos não apresenta critérios do transtorno de personalidade antissocial (Castiglioni e Araújo Filho, 2020).

Assassinos em série, que usualmente são chamados pela mídia de psicopatas, são muitas vezes portadores do transtorno de personalidade antissocial grave. Importante salientar que a nômina "psicopata" não é usada como termo oficial pelas classificações atuais, porém vários estudiosos no tema, como a Dra. Hilda Morana, definem psicopata como um paciente com transtorno de personalidade antissocial grave geralmente associado a outro transtorno de personalidade e que possui maior intensidade da frieza afetiva e total ausência de empatia, sendo portanto mais perigoso, o que ela denomina como transtorno global da personalidade antissocial (Moura et al., 2023).

Frisa-se que nem todo antissocial será um assassino em potencial, isso só ocorre em alguns casos de maior gravidade. Alguns desses pacientes passam a vida em uma situação de vida conturbada, irresponsável, sem conseguir manter vínculos e prejudicando terceiros e a si mesmos, mas não necessariamente cometendo crimes graves. Existe tendência de que, com a idade, parte desses pacientes, com características mais leves, tenda a ter um comportamento mais adequado e apropriado.

A contratransferência do examinador pode ser de raiva, cansaço e desânimo diante do fracasso terapêutico, mas também de medo ou angústia quando diante de casos mais graves devido à intensidade e à consequência do comportamento do antissocial ou, até mesmo, por ameaças que podem ocorrer quando o paciente se sente frustrado diante de um desejo não realizado.

No filme "Garota, Interrompida" (2000), a atriz Winona Ryder faz o papel de uma paciente com diagnóstico de personalidade *borderline* que se encontra internada em um hospital psiquiátrico e lá conhece outra paciente interpretada por Angelina Jolie que possui o diagnóstico de personalidade antissocial. O filme mostra várias situações onde pode se observar a instabilidade da personagem *borderline* e a manipulação por meio da sedução da personagem de Angelina Jolie (Figura 32.1).

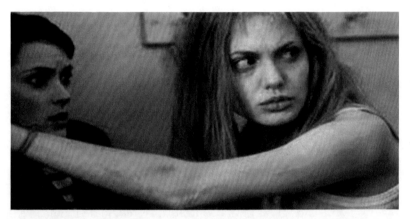

Figura 32.1 • Cena do filme "Garota, interrompida".

▶ **Histriônica**: a pessoa possui necessidade de ser o centro das atenções, pode ter um comportamento sedutor para obter essa desejada atenção por meio de um comportamento sexualmente provocativo ou bajulador. O indivíduo tende a confundir as relações e acaba considerando alguns relacionamentos mais íntimos do que realmente o são. Pode apresentar uma conduta dramática e teatral para expressar seus pontos de vista e emoções. O paciente histriônico usualmente é sugestionável e instável emocionalmente, além de buscar constantemente atenção por meio de seus atributos físicos ou intelectuais. É frequente o paciente possuir quadros depressivos e ansiosos associados, além de poder apresentar crises dissociativas ou conversivas.

O paciente usualmente gera uma contratransferência de desconforto, como uma "vergonha alheia", diante do excesso de dramaticidade em alguns casos mais graves, onde o paciente pode se ajoelhar e beijar as mãos de alguém para lhe agradecer ou exagerar os elogios dados por um atendimento realizado. Também pode gerar uma contratransferência de frustração diante de pacientes histriônicos que parecem sempre querer chamar a atenção e exigir isso do psiquiatra, por exemplo, com queixas múltiplas e vagas, que dificilmente respondem às condutas terapêuticas.

- **Narcisista**: é caracterizado por um indivíduo que imagina ter uma importância especial, pois crê ser detentor de talentos excepcionais, como inteligência, alguma habilidade específica ou algum atributo físico acima da média. Comumente se preocupa com o sucesso e se sente frequentemente invejado por terceiros, apesar de geralmente apresentar inveja dos atributos e sucessos alheios. Por acreditar em suas "notáveis" qualidades sente que deve ser tratado de maneira especial e necessita sentir-se admirado e estar junto de pessoas que classifica como também "especiais". Acaba acreditando e comportando-se como se possuísse direitos ou que deveria ser tratado de forma especial, tendo uma conduta arrogante e antipática com pessoas que considera "menores" ou que não lhe trarão nenhum "benefício" óbvio. Geralmente usa as pessoas para conseguir seus objetivos, descartando-as facilmente após conseguir o que deseja. Assim como o antissocial não possui capacidade adequada de empatia.

  Os narcisistas geram uma contratransferência de irritação e desconforto pela atitude exibicionista, arrogante e pela empáfia que apresentam, podendo tratar com desprezo o profissional, questionando suas qualificações e capacidade técnica, como também costumam exibir de forma arrogante suas pretensas excepcionalidades mentais, físicas, interpessoais, suas conquistas acadêmicas, amorosas e materiais.

Por fim, no chamado grupo C, encontram-se os transtornos de personalidade dependente, evitativa, anancástica ou obsessivo-compulsiva. Em sequência a descrição das personalidades desse agrupamento:

- **Evitativa**: segundo o DSM-V, seriam pacientes caracterizados por um "padrão difuso de inibição social, sentimentos de inadequação e hipersensibilidade à avaliação negativa que surge no início da vida adulta e está presente em vários contextos, conforme indicado por quatro (ou mais) dos seguintes: atividades profissionais, interações sociais, relacionamentos íntimos, preocupação excessiva com críticas ou rejeição social, inibição diante de situações interpessoais novas, sente-se inábil socialmente e reluta em assumir riscos pessoais para atividades pela questão da dificuldade de se expor socialmente". Essa personalidade parece ser mais um artefato diagnóstico do que propriamente um transtorno de personalidade real por possuir, praticante, todas as características da fobia social ou transtorno de ansiedade social, logo não parece haver lógica em se falar de transtorno de personalidade evitativa, parece ocorrer mais um pseudodiagnóstico devido a divisões de correntes de pensamentos do que realmente um real transtorno de personalidade.

- **Dependente**: a pessoa tem necessidade de ser cuidada por terceiros, não acreditando em sua capacidade de autonomia, deixando que alguém, a quem confia, tomar as decisões sobre vários aspectos em sua vida. Apresenta extrema dificuldade em demonstrar suas próprias vontades e descontentamentos. Possui, geralmente, autoestima baixa e submete-se à vontade de outros para não ser abandonada, mesmo submetendo-se a coisas desagradáveis, como ser maltratada ou humilhada de várias maneiras. Sente medo exagerado de ficar sozinha e não acredita que possa ser capaz de lidar com fatos de sua vida sem a ajuda de alguém, por isso busca rapidamente envolver-se em um outro relacionamento quando termina um, muitas vezes sem tomar cuidados como saber quem realmente é a pessoa com quem está iniciando uma nova relação.

    Frequentemente o paciente pode transferir para o médico ou para o psicólogo essa necessidade de ter um "tutor", solicitando, por exemplo, conselhos de forma frequente para questões de sua vida pessoal. A dependência não se deve a uma necessidade real ou a quadros mentais, mas sim a uma sensação que o indivíduo com transtorno de personalidade dependente possui de incapacidade de gerenciar sua vida pessoal de forma independente.

- **Anancástica**: o indivíduo possui um padrão de comportamento rígido e inflexível com relação a regras, normas, condutas e comportamentos, sendo muito importantes questões relacionadas à pontualidade e à organização. Geralmente são extremamente responsáveis com seus deveres, sacrificando em exagero outras áreas de sua vida pessoal e familiar em prol de seus "deveres".

    Acaba, às vezes, apresentando comportamento até estereotipado por serem excessivamente meticulosos ou formais. Podem apresentar dificuldades em descartar objetos inúteis ou sem valor, mesmo sem valor sentimental. Têm tendência de serem centralizadores e controladores porque acreditam que as pessoas não farão as coisas do jeito "correto e ideal", pois possuem rígido padrão de avaliação para com as coisas.

Tendem a ter uma relação de apego ao dinheiro, sendo extremamente econômicos, podendo apresentar, algumas vezes, um comportamento miserável. Acrescenta-se a esse perfil uma tendência a teimosia e dificuldade para mudar conceitos, comportamentos e hábitos.

Não se confunde com o TOC, pois não possuem os pensamentos obsessivos nem os comportamentos compulsivos.

O filme norte-americano "O Pior Vizinho do Mundo" (2022) narra a história de um personagem com personalidade obsessiva que acaba desenvolvendo um isolamento social e um quadro depressivo após o falecimento de sua esposa (Figura 32.2).

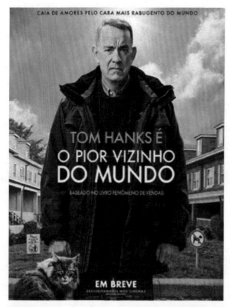

Figura 32.2 • Cartaz do filme "O Pior Vizinho do Mundo".

CAPÍTULO 33

Síndromes Fóbicas, Conversivas, Somáticas e Dissociativas

As fobias específicas são condições nas quais o indivíduo apresenta medo exagerado e desproporcional a determinadas situações, objetos, pessoas ou animais de maneira irracional e que o leva a ter comportamento de evitação para com o agente fóbico e, caso ocorra enfrentamento inesperado, isso gera extremo desconforto ao paciente, podendo ocorrer uma crise de ansiedade intensa, até mesmo uma crise de pânico. Existem inúmeras situações, mas algumas são mais comuns, como o medo de sangue, de altura e alguns animais. O quadro 33.1 lista alguns tipos de fobias específicas mais comuns.

Cabe ressaltar que para se caracterizar a fobia não basta haver apenas o medo de algo específico, mas um medo exagerado e irracional, além de evitação para com o agente fóbico e extremo desconforto físico e emocional quando o indivíduo se depara com a situação ou agente fóbico.

O termo psicofobia, neologismo criado pelo psiquiatra brasileiro Antônio Geraldo da Silva, refere-se ao preconceito contra os portadores de doença mental. Já o medo específico de pacientes que possuem doenças mentais é chamado de dementofobia ou maniafobia.

Quadro 33.1 • Fobias específicas.

Tipos	Definição
Acrofobia	Medo de altura
Aicmofobia	Medo de agulhas e injeções
Astrofobia	Medo de trovões e relâmpagos
Bacilofobia	Medo de bactérias
Cinofobia	Medo de cães
Claustrofobia	Medo de lugares fechados
Dismorfofobia	Medo de deformidades
Elurofobia	Medo de gatos
Equinofobia	Medo de cavalos
Escotofobia	Medo do escuro
Fagofobia	Medo de engolir ou de comer
Hematofobia	Medo de sangue
Insectofobia	Medo de insetos
Monofobia	Medo de ficar só
Musofobia	Medo de ratos
Necrofobia	Medo da morte ou de coisas mortas
Ombrofobia	Medo da chuva
Ornitofobia	Medo de aves
Ptesiofobia	Medo de viajar de aviões
Sitiofobia	Medo de alimentos
Tafofobia	Medo de ser enterrado vivo
Tomofobia	Medo de cirurgia
Vacinofobia	Medo de vacinação
Zoofobia	Medo de animais

Para se tentar usar um filme que verse, ao menos para fins didáticos, sobre fobia específica, temos, como exemplo, o filme de suspense "Os Pássaros" (1962), dirigido por Alfred Hitchcock. O filme tem como tema ataques inexplicáveis de pássaros em uma cidade, gerando entre os personagens medo extremo para com esses animais (Figura 33.1).

As síndromes dissociativas ou conversivas são caracterizadas por alterações sensoriais e/ou motoras que ocorrem sem evidência clara de uma causa neurológica ou somática específica, apesar de existirem estudos demonstrando possibilidades de alterações funcionais no sistema nervoso central (Modesti et al., 2022; Hallett, 2022).

Síndromes Fóbicas, Conversivas, Somáticas e Dissociativas

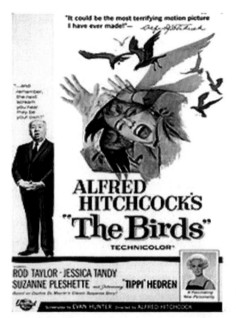

Figura 33.1 • "Os Pássaros" (1962) – Alfred Hitchcock.

Os sintomas são sentidos de forma real pelo paciente, porém não existem alterações específicas à anamnese e exame físico, assim como em exames complementares que expliquem as alterações relatadas ou observadas.

Não existe voluntariedade ou controle sobre as alterações, apesar de em alguns casos o paciente poder apresentar controle parcial sobre alguns sintomas. Eles costumam surgir agudamente ou se intensificar diante de estressores psicossociais e da mesma maneira podem desaparecer subitamente. Existe evidente correlação, temporal e causal, do estressor psicológico sobre o início e manutenção dos sintomas.

Acredita-se que os sintomas da conversão ocorrem pela dificuldade do indivíduo em lidar com sentimentos e situações negativas que acabam convergindo para as alterações observadas nos pacientes.

Segundo a CID-10, os tipos de sintomas dissociativos são: amnésia dissociativa, fuga dissociativa, estupor dissociativo, transtorno de transe e possessão, transtorno dissociativo de movimento e sensação, transtornos motores dissociativos, convulsões dissociativas, anestesia e perda sensorial dissociativas, transtornos dissociativos mistos e outros transtornos dissociativos (síndrome de Ganser e transtorno de personalidade múltipla). Em todos os casos não existe evidência de causas orgânicas, algum tipo de efeito de substância ou fadiga excessiva que explique as alterações encontradas.

Na amnésia dissociativa ocorre a perda da memória para alguns eventos recentes de natureza traumática, como uma discussão, término de relacionamento ou o falecimento de alguém próximo. A amnésia geralmente é lacunar, ficando restrita para alguns fatos. O paciente pode apresentar desde indiferença ao problema até afeto ansioso de intensidade variável.

Na fuga dissociativa, além da amnésia, a pessoa acometida aparentemente age de forma usual e sem alterações, mas acaba deslocando-se para longe de sua residência ou local de trabalho, em alguns casos até chega a ir para outra cidade ou até mesmo para outro país, podendo assumir até uma nova identidade. O indivíduo, porém, mantém os autocuidados e para quem não o conhece age como uma pessoa absolutamente normal.

No estupor dissociativo o paciente apresenta ausência de movimentos voluntários e não responde a estímulos externos ou a comandos. Existe relação clara da natureza psicogênica e pelo exame físico e complementar não se evidenciam alterações específicas. Não é decorrente de um quadro catatônico psicótico ou de outro quadro psiquiátrico e há evidente relação com estressores.

O transtorno de transe e possessão é descrito como a perda temporária da identidade pessoal e da consciência total do ambiente e o indivíduo sente-se como que dominado por algum tipo de energia, força, entidade ou espírito que acaba controlando sua mente e seu comportamento. É importante salientar que aqui não cabe os fenômenos de transe e possessão relacionados a cultura, religião ou doutrinas específicas. Aqui o fenômeno foge da ritualística religiosa-cultural, é involuntário e não desejado e cria desconforto ou até prejuízos pessoais ao indivíduo. Pode ocorrer em quadros psicóticos e acabar gerando explicações delirantes de cunho místicos-religiosos.

Nos quadros de transtorno dissociativo de movimento e sensação, de transtornos motores dissociativos, de convulsões dissociativas, da anestesia e perda sensorial dissociativas e dos transtornos dissociativos mistos ocorrem alterações motoras e/ou sensoriais de origem psicogênica sem a evidência de uma alteração neurológica ou fisiológica detectável e com claro envolvimento de um fator psicogênico como causador das alterações relatadas e observadas.

Síndromes Fóbicas, Conversivas, Somáticas e Dissociativas

É mister para se fazer esse diagnóstico descartar todas as possibilidades de etiologia somática. Também deve-se estar atento para os pacientes que já possuem histórico de diagnósticos conversivos/dissociativos previamente, pois não estão livres de apresentarem doenças somáticas que não possuam etiologia psíquica.

Na síndrome hipocondríaca ocorre medo intenso de ter algum tipo de doença. O paciente tende a procurar e pesquisar muito sobre doenças, tratamentos e sintomas. São sugestionáveis à doença de famosos ou pessoas próximas, podendo queixarem-se de estarem apresentando sintomas semelhantes. Há tendência de procurarem vários médicos a fim de tentar descobrir alguma doença, tendem a fazer vários exames e são minuciosos com seus resultados, tentando achar alguma alteração que possam apresentar. O paciente possui crítica parcial sobre seu comportamento, portanto não pode ser considerado um delírio, caso a ideia seja delirante, ou seja, haja uma crença absoluta com incorrigibilidade, deve-se pensar em delírio hipocondríaco.

Em quadros de somatização, o paciente apresenta uma série de sintomas físicos, como cefaleia, dores abdominais, tensão muscular, diarreia, queixas sexuais que estão relacionadas a uma forma de expressão indireta de conflitos e dificuldades. O paciente pode apresentar ganho primário (estar no papel de doente) ou secundário (vantagens sociais ou pessoais) devido aos seus sintomas e, portanto, pode ou não ter consciência desses aspectos.

Indivíduos com síndromes conversivas, dissociativas, somáticas e hipocondríacas podem ter muita dificuldade de aceitação desse diagnóstico. Além disso, esses pacientes podem gerar contratransferências negativas em alguns clínicos por um não entendimento completo das síndromes e tendência de se pensar que estão fingindo os sintomas. Caso isso ocorra de forma deliberada e com o único intuito de se obter vantagens econômicas, laborais ou dispensa de obrigações sociais, isso deve ser enquadrado em um quadro de simulação.

A síndrome de Ganser é um quadro dissociativo descrito em 1898 pelo psiquiatra alemão Sigbert Ganser. Nessa síndrome ocorre simulação de sintomas psiquiátricos graves. Há tendência de o indivíduo dar respostas esdrúxulas e apresentar alterações motoras e comportamentais muito exageradas e estereotipadas, pois parece ser a forma que a pessoa entende o que seja um quadro psicótico. Por ser uma alteração encontrada mais frequentemente em presos que têm como intuito sair da prisão ou obter alguma vantagem também é chamada de psicose de prisão.

Deve-se ter muito cuidado para se realizar esse diagnóstico, pois o ambiente carcerário, em especial, pelo alto nível de gerar tensão, pode desencadear surtos psicóticos reais em pacientes predispostos. Portanto, deve-se seguir sempre o princípio de hierarquia diagnóstica, em que primeiro se descarta causas somáticas, posteriormente as doenças mentais e as síndromes conversivas/dissociativas, os quadros factícios, e por fim os quadros de simulação.

O transtorno de personalidade múltipla é um diagnóstico que possui grande controvérsia com relação a ser um diagnóstico real ou, na verdade, tratar-se de um artefato de pacientes com quadros dissociativos que criam essas personalidades com finalidades de ganho primário. Os sintomas seriam a apresentação de uma ou mais personalidades autônomas com características próprias, tendo particularidades de comportamento, gostos, afetos e pensamentos. O paciente, às vezes, refere que as personalidades não sabem da existência das demais, ou apenas uma das personalidades, geralmente a dita dominante, sabe da existência da(s) outra(s).

Apesar de a maioria dos especialistas não acreditar na existência desse transtorno mental, ele é muito explorado em filmes pela curiosidade e possibilidade de enredos intrigantes. Um deles é o filme "Fragmentado" (2016), em que conta a história de um personagem que teria supostas 23 personalidades (Figura 33.2).

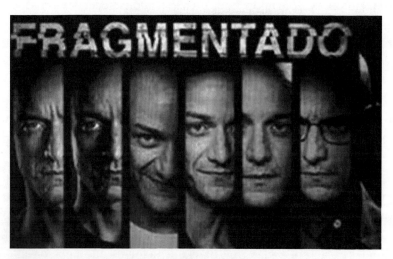

Figura 33.2 • Cartaz do filme "Fragmentado".

CAPÍTULO 34

Síndromes do Sono-Vigília

O sono faz parte de um estado neurofisiológico normal de alteração do estado vígil. Há rebaixamento temporário, reversível e não patológico do nível da consciência neurológica, ocorrendo alteração no tônus muscular que nos leva a um estado de relaxamento, até à atonia, que ocorre na fase do sono REM, além da diminuição de reação do nosso organismo aos estímulos externos.

Ele é fundamental e necessário para que se possa ter uma vida saudável, sendo imprescindível para a sobrevivência. É no sono que ocorrem importantes alterações no funcionamento cerebral para a fixação de memórias, para a sensação de relaxamento e descanso para que posteriormente se consiga manter as atividades diárias. Apesar de o sono ser imprescindível para nossa sensação de descanso físico e mental, é uma fase de intensa atividade fisiológica. No sono ocorre a regulação do sistema hormonal, do sistema imune, do aparelho cardiovascular, do sistema reprodutor e do sistema digestório. Também nesse período ocorre a limpeza de metabólitos neurais que apresentam sua atividade durante o período de vigília, como a adenosina (Tavares et al., 2023).

Desde a Antiguidade se tenta interpretar o período do sono e dos sonhos. No Egito Antigo havia "O Livro dos Sonhos", que serviria como um guia para sua interpretação. Na Bíblia Sagrada em Gênesis 40:8 há o trecho: Eles responderam: *Tivemos sonhos, mas não há quem os interprete.* Disse-lhes José: *Não são de Deus as interpretações? Contem-me os sonhos.*

Esse trecho da bíblia tenta dar um significado mágico-religioso ao período onírico. Posteriormente, tentou-se interpretar de maneira mais científica o período como no livro, de 1834, "A Filosofia do Sono", do médico escocês Robert McNish e do célebre livro publicado em 1899 por Sigmund Freud (Figura 34.1), "A Interpretação dos Sonhos", no qual ele teorizou a influência do inconsciente sobre a forma que sonhávamos e como isso poderia ser interpretado.

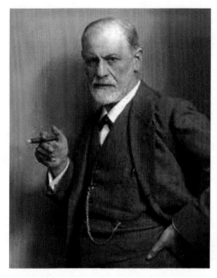

Figura 34.1 – Sigmund Freud (1856-1939).

Pesquisas realizadas na área de neurociências demonstram que algumas das hipóteses de Freud sobre os sonhos parecem ter embasamento científico (Solms, 2000; Solms, 2004; Wegner et al., 2004; Boag, 2006).

O sono possui relação com o período do ciclo diário, sendo regido por essa variação de dia e noite (claro e escuro) nos seres humanos. Possui basicamente dois períodos: o sono REM (*rapid eyes movement*) e o período de sono não REM (*non-rapid eye movement*). O sono não REM é dividido em 3 fases: 1, 2 e 3 (N1, N2 e N3), sendo que, em ordem crescente, ocorre lentificação gradual no ritmo das ondas eletroencefalográficas e aprofundamento do nível do sono.

O ciclo circadiano é o período de aproximadamente 24 horas no qual estabelecemos os períodos de vigília e de sono. Um adulto, normalmente, tem um período de sono em torno de 8 horas, ocorrendo uma variação individual, mas geralmente relacionada ao período de dia/claro/vigília e noite/escuro/adormecer.

As alterações relacionadas ao processo sono-vigília podem dividir-se em causas primárias e secundárias. As causas primárias não podem ser atribuídas a alguma condição ambiental ou médica. Já as secundárias estão relacionadas à consequência da má higiene do sono ou como sintoma de doenças, podendo ser doenças psiquiátricas, como a insônia que pode ocorrer em pacientes com depressão, ansiedade, em episódio de mania, em um surto psicótico ou em doenças neurológicas, como na esclerose múltipla ou devido a alterações em outros órgãos e sistemas, como alterações endocrinológicas ou cardiovasculares.

A insônia primária relaciona-se a uma condição de insatisfação constante com a quantidade e qualidade do sono, que pode ser uma dificuldade para iniciar o sono (insônia inicial), para se manter o sono (insônia de conciliação ou insônia intermediária) ou um despertar precoce (insônia final). Essa situação causa ao indivíduo sofrimento e consequências como sonolência diurna, cefaleia, dificuldade para manter a atenção, alterações de memória, dores físicas, sensação de esgotamento físico e mental e leva a prejuízos significativos em atividades sociais, laborais e acadêmicas. Frisa-se que a insônia primária não deve ser causada por alguma doença mental, efeito ou abstinência de alguma substância, algum outro tipo de distúrbio do sono, como a apneia do sono ou alguma condição médica específica.

Deve-se estar atento às questões relativas à higiene do sono que podem, quando não cuidadas, ser a causa de parte de quadros isolados de insônia. As questões a serem abordadas são: se existe regularidade no horário de dormir, se o ambiente do quarto possui conforto acústico, térmico e luminoso. Se existe consumo excessivo de estimulantes como café, chás, refrigerantes, energéticos, chocolate, chimarrão ou tererê, ou se o paciente faz uso de alguma droga lícita ou ilícita que pode estar atrapalhando a qualidade do sono, como cigarro, álcool, cocaína ou outros. Também deve-se estar atento a medicações que possam interferir no sono, como, por exemplo, alguns antidepressivos, psicoestimulantes ou corticoides.

Quando o paciente se queixa de insônia, é pertinente perguntar se ele dorme com alguém e se essa outra pessoa não pode ser o responsável pela insônia do paciente. Não é incomum que pacientes não durmam porque o parceiro ronca ou possui um sono agitado.

Questões como dores físicas ou hábito de levantar-se muitas vezes para ir ao banheiro podem estar relacionadas a quadros de doenças autoimunes, artroses, infecções, doenças sistêmicas, como a diabetes ou efeito de algumas medicações como diuréticos.

A narcolepsia caracteriza-se pela queixa de sonolência excessiva diurna, fazendo com que o indivíduo tenha episódios de adormecer ao longo do dia associados a episódios de cataplexia (há perda de tônus muscular, mas se mantém a consciência e normalmente é precipitada por estímulos afetivos, como, por exemplo, riso ou choro). O quadro é diagnosticado pela própria clínica e alterações encontradas no neuropeptídeo hipocretina no líquor e na polissonografia (latência do sono REM inferior ou igual a 15 minutos ou latência de sono inferior ou igual a 8 minutos e dois ou mais períodos de sono REM no início do sono) (DSM-V, 2014).

Outra alteração do sono é a apneia do sono que se caracteriza pela parada respiratória obstrutiva que ocorre durante o ato de adormecer e que é observada pelo ronco, pela parada respiratória, respiração ofegante e que pode gerar o despertar e gera, usualmente, fadiga diurna, sensação de sono não reparador e cefaleia. O diagnóstico baseia-se na clínica e no exame de polissonografia (15 ou mais apneias e/ou hipopneias obstrutivas por hora de sono). Existe relação com hábitos sedentários, tabagismo, aumento da idade e obesidade.

As chamadas parassonias são definidas como alterações comportamentais que surgem no adormecer ou no estado de transição de adormecer ou despertar. Entre elas pode-se destacar o sonambulismo, que se caracteriza pelo fato de o paciente, mesmo estando adormecido, poder levantar, falar, até responder questionamentos, ter atos complexos como abrir um armário, alimentar-se, mas não ter consciência sobre seus atos, pois está dormindo na fase não REM do sono. Geralmente o paciente não possui registro mnêmico sobre o fato.

No terror noturno o indivíduo desperta no meio do sono e apresenta-se como se estivesse acordado, mas demonstrando medo extremo. É comum o indivíduo gritar, chorar e apresentar alterações autonômicas, como aumento da frequência cardíaca e da pressão arterial. É mais frequente ocorrer em crianças, mas pode, eventualmente, ocorrer em adultos. Apesar do aparente desespero e impossibilidade de acalmar a pessoa, assim como no sonambulismo, o paciente não possui lembrança sobre o fato ocorrido após despertar.

A síndrome das pernas inquietas é um outro tipo de parassonia, nela a pessoa refere intenso desejo de movimentar ou mexer as pernas quando inicia o sono e esse desconforto só é aliviado, total ou parcialmente, quando o paciente se movimenta, causando, consequentemente, grande dificuldade para adormecer.

Fenômenos como as *alucinações hipnagógicas* (ilusões auditivas ou visuais que ocorrem ao adormecer) e *hipnopômpicas* (que ocorrem logo ao despertar) não são consideradas patológicas e podem ser desencadeadas por períodos de maior ansiedade e por alguns medicamentos, como hipnóticos e benzodiazepínicos.

Outra alteração que ocorre em quase todos os seres humanos são os pesadelos, que são sonhos de temática aterrorizadora ou dramática que geram ansiedade durante o sonho e logo ao despertar, mas não são por si só um transtorno, e podem estar mais presentes em pessoas ansiosas ou em períodos de maiores estressores individuais.

Artistas como o espanhol Salvador Dali e o italiano Giorgio de Chirico usavam os sonhos como um meio de inspirar suas obras de arte e muitas de suas telas possuem uma temática onírica e exótica (Figura 34.2).

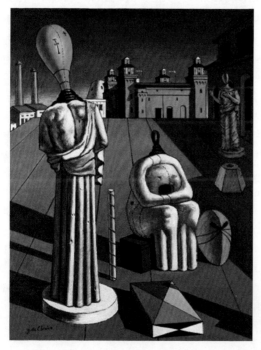

Figura 34.2 • As Musas Inquietantes de Giorgio de Chirico (1917).

CAPÍTULO 35

Síndromes Relacionadas ao Sexo

O sexo faz parte do comportamento dos animais, com características específicas para cada espécie. Possui como finalidade a reprodução biológica e existem vários tipos de reprodução. Na assexuada, um indivíduo forma descendentes geneticamente idênticos, como clones. É um tipo mais simples e primitivo de reprodução. Na reprodução sexuada há necessidade de dois indivíduos, de sexos masculino e feminino, compartilharem suas células reprodutoras a fim de surgir um novo ser com variabilidade genética.

A sexualidade humana possui vários componentes responsáveis pela sua origem e manutenção. Existem componentes biológicos próprios, como o próprio amadurecimento do aparelho reprodutor e do sistema nervoso central, que se iniciam na adolescência e que têm relação direta com a questão hormonal. A questão cultural também acaba tendo influência no entendimento da questão da sexualidade, com relação a hábitos, iniciação da sexualidade, própria moral de cada período histórico e de cada sociedade. A criação familiar também acaba influenciando em conceitos relacionados à sexualidade. E por fim a questão psicológica, em que os traços de personalidade, desejos, interesses e gostos pessoais também ajudam a modular esse aspecto da vida humana.

Síndromes Relacionadas ao Sexo

Pode-se dizer que a relação sexual saudável seria aquela realizada por duas ou mais pessoas, de comum acordo, com todos os partícipes tendo maturidade física e mental e total condições mentais de exercer seu livre arbítrio e, sem nenhum tipo de coerção para a participação do ato, de forma que seja realizada em condições nas quais ninguém participe de forma involuntária, seja como participante, seja como ouvinte ou como observador.

Considera-se que existam 4 fases do comportamento sexual, que seriam: do desejo, da excitação, do orgasmo e finalmente da resolução.

Na fase do desejo o indivíduo possui a intenção de realizar o sexo, nessa fase existem as fantasias e pensamentos relacionados ao desejo sexual. Podemos usar, para fins de exemplo, um pedaço da letra da música "Mania de Você" (1979) de Rita Lee falando sobre a intimidade do casal: *Meu bem você me dá água na boca, vestindo fantasias, tirando a roupa...*

Nessa fase, nos homens, há maior necessidade de estímulos visuais, já nas mulheres, de maneira geral, há necessidade da associação de fatores psicológicos de maneira mais intensa do que no homem. Isso parece acontecer por uma questão biológica relacionada às questões de a mulher ter que, em caso de gravidez, ser responsável pela manutenção biológica do feto, logo, a escolha do parceiro teria que ser avaliada observando-se os aspectos de gasto biológico e da construção de laços afetivos mais sólidos para melhor se cuidar da prole e haver mais apoio no período de puerpério, quando a mulher estará, biológica e psicologicamente, mais vulnerável.

Usando mais uma vez, como exemplo, a cantora e compositora Rita Lee podemos citar um trecho da sua música "Amor e Sexo" (2003) mostrando uma diferenciação do que seria amor e sexo, mas que acabam, muitas vezes, entrelaçando-se e mostrando ser possível a junção dos dois. Dando a entender que pode ser feita uma separação, mas que se torna ideal quando o amor e o sexo se encontram (em livre interpretação):

> *Amor é um livro*
> *Sexo é esporte*
> *Sexo é escolha*
> *Amor é sorte*
>
> *Amor é pensamento*
> *Teorema*
> *Amor é novela*
> *Sexo é cinema*

> *Sexo é imaginação*
> *Fantasia*
> *Amor é prosa*
> *Sexo é poesia...*

Na fase da excitação ocorrem modificações fisiológicas que antecedem e se mantêm durante o ato sexual. Nos homens ocorre a vasodilatação que causa a ereção peniana, além da secreção do líquido pré-ejaculatório (líquido seminal) pela uretra masculina e que tem finalidade de neutralizar a acidez, servir como lubrificante durante a relação e umidificar a parede da uretra para ajudar a expelir o sêmen. Na mulher ocorre aumento do fluxo sanguíneo na região genital levando a aumento do clitóris e lubrificação do canal vaginal, ocorrem contrações involuntárias da vagina e as mamas aumentam de tamanho, podendo ocorrer a ereção dos mamilos.

Quando o orgasmo ocorre, na mulher e no homem, o orgasmo propriamente dito, que leva a uma forte sensação de prazer. No homem ocorre durante ou logo após a ejaculação do sêmen, mas pode ocorrer, excepcionalmente, sem ter ejaculação. A sensação dura poucos segundos, mas é bastante intensa na maioria deles. Na mulher e no homem acontecem espasmos musculares na região genital e anal.

A última etapa é a de resolução e que acontece logo após o orgasmo. Há diminuição da excitação e as alterações autonômicas retornam à normalidade. O homem terá um período de refratariedade, em que por alguns minutos ou até horas não conseguirá manter a ereção. A mulher pode não apresentar período de refratariedade. Usualmente ocorre sensação de relaxamento nessa fase e de satisfação do desejo sexual por, pelo menos, um período.

As alterações encontradas com relação à sexualidade podem estar relacionadas a intensidade do desejo, dificuldades no ato sexual em si, objeto do desejo e identidade de gênero.

Quando a intensidade de desejo está diminuída é chamada de desejo sexual hipoativo. O aumento do desejo sexual ou desejo sexual hiperativo é chamado no homem de *satirismo* e nas mulheres de *ninfomania*. Quando essas alterações ocorrem, devem-se investigar questões clínicas que podem estar associadas, como, por exemplo, as alterações endócrinas, como diabetes, alterações tireoidianas, hipogonadismo, alterações vasculares e em algumas situações o uso de determinados medicamentos. O aumento do desejo sexual pode ocorrer como sintoma de quadros maníacos ou psicóticos e a diminuição é uma queixa comum em pacientes deprimidos ou ansiosos.

As dificuldades relacionadas ao ato sexual em si podem ser exemplificadas com a disfunção erétil no homem (impotência) e o vaginismo na mulher (dor vaginal durante a relação sexual). Da mesma maneira, devem-se atentar a possíveis causas orgânicas, e apenas depois que essas forem descartadas pensar nas causas psicogênicas. A disfunção erétil e o vaginismo possuem muita relação com insegurança e ansiedade antecipatória diante do ato sexual, inclusive podendo estar relacionadas a traumas passados.

Com relação ao objeto do desejo temos aqui as *parafilias* que se caracterizam por desejo sexual incomum, que, por vezes, podem ser consideradas lesivas ao paciente e a terceiros, podendo ter aspectos relacionados com a imoralidade e a ilegalidade, como no caso da pedofilia e o exibicionismo.

As principais parafilias são o *fetichismo*, situação que a pessoa para se excitar necessita ter certos objetos, como sapatos, roupas, fantasias, roupas íntimas, sem os quais sente muita dificuldade, ou até mesmo incapacidade de se excitar.

No *sadismo* a excitação vem com o ato de subjugar, humilhar, causar dor a outrem. Já no *masoquismo* o indivíduo sente prazer ao se sentir humilhado por meio da fala, de ordens, de situações ou ao sentir dor que pode ser causada por tapas, chicotadas, amarras ou posições dolorosas.

A *pedofilia* é o desejo voltado para crianças ou pré-púberes. Essa alteração pode levar o indivíduo a ter sua libido voltada para, até mesmo, recém-nascidos. Importante frisar que nem todo pedófilo comete o ato e em alguns pedófilos isso pode causar extrema angústia. Porém, caso cometa o ato ou o assédio sexual, automaticamente cometem um crime hediondo, além de ato imoral condenado praticamente em todas as culturas da humanidade. Outro dado importante que também deve ser considerado é que nem todo indivíduo que teve relação sexual com um menor é necessariamente um pedófilo, mas obviamente comete um crime e imoralidade ao tentar ou ao realizar tal ato repugnante.

A *zoofilia* é o desejo sexual voltado para animais. Em algumas regiões de zona rural do País isso pode estar relacionado às primeiras manifestações da sexualidade em alguns adolescentes e não necessariamente estarem relacionadas a uma verdadeira *zoofilia*. Mas frisa-se que o ato também se constitui de um crime tipificado no Brasil.

O *voyerurismo* relaciona-se à excitação provocada pelo ato de observar a relação sexual de terceiros, ou a masturbação ou o despir de alguém.

No *exibicionismo* a pessoa sente prazer e excitação em se despir ou mostrar os órgãos genitais para estranhos.

Quase todas as *parafilias* têm prevalência maior no gênero masculino, apesar de também ser encontrada no feminino.

Finalizando, os *transtornos da identidade do gênero* só podem ser considerados quando o indivíduo sente algum tipo de desconforto ou são geradores de sofrimento ao indivíduo. Entre eles estão o *transexualismo*, quando a pessoa sente não pertencer ao seu gênero biológico e podem ser hetero ou homoafetivos. No *travestismo* o indivíduo sente excitação ao se vestir com roupas do sexo biológico oposto. Também podem ser heteroafetivos ou homoafetivos.

O homossexualismo era considerado uma condição patológica, até 17 de maio de 1990, data em que a OMS o retirou da Classificação Internacional das Doenças. Hoje não se considera que a homossexualidade (homoafetividade) ou a bissexualidade sejam algo que se deva ser tratado, mas sim que se deve combater o preconceito contra as pessoas LGBQTA+.

Podem ocorrer, em certas situações especiais, como em fases maníacas ou psicóticas, condutas heterossexuais ou homossexuais como sintoma. Pacientes homossexuais podem mudar, em crise, sua orientação sexual, como também pode ocorrer o inverso em pacientes heterossexuais.

A parte da sexualidade é delicada para ser tratada à anamnese e, por vezes, o paciente necessita de mais tempo de acompanhamento para poder se adentrar nesse tema, por isso o médico deve ter calma e habilidade para respeitar esse tempo, mas não deve deixar de abordá-lo.

Sobre a sexualidade e arte temos vários exemplos na literatura, no cinema, na música, na escultura, no desenho e na fotografia. Nas figuras 35.1 e 35.2 apresentamos a escultura da francesa Camille Claudel e a pintura de Gustav Klimt relacionadas à sensualidade humana.

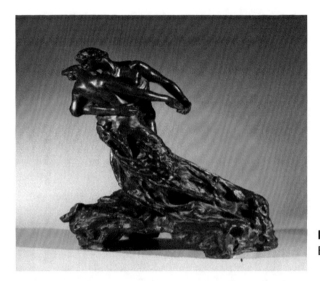

Figura 35.1 • A Valsa, de Emille Claudel (1895).

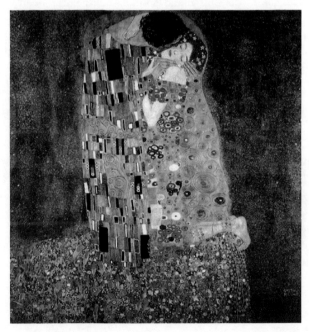

Figura 35.2 • "O Beijo" (1907) de Gustav Klimt.

Bibliografia

Abreu JLP. Introdução à Psicopatologia Compreensiva. Rio de Janeiro: ABP Editora; 2009.

Amaral M. Psicopatologia Fundamentos e Semiologia Essencial. www.ipub.ufrj.br/wp--content/uploads/2017/11/Livro_MA.pdf. Acessado em 01 de junho de 2023.

Arrufat GA. Mecanismos de defesa: O que são, Tipos e Exemplos (psicologia-online.com) br.psicologia-online.com. Acessado dia 06 de agosto de 2023.

Associação Brasileira para o Estudo da Obesidade e Síndrome Metabólica – ABESO. https://abeso.org.br. Acessado em 03 de junho de2023.

Associação Americana de Psiquiatria. Manual Diagnóstico e Estatístico de Transtornos Mentais – DSM-V. 5ª ed. Porto Alegre: Artmed; 2014.

Athayde JS. Elementos de Psicopatologia. 3ª ed. Lisboa: Fundação Calouste Gulbenkian; 1976.

Bastos CL. Manual do Exame Psíquico – Uma Introdução Prática à Psicopatologia. 3ª ed. Rio de Janeiro: Revinter; 2011.

Bastos FIPM et al. (Org.). III Levantamento nacional sobre o uso de drogas pela população brasileira. Rio de Janeiro: FIOCRUZ/ICICT; 2017.

Bauer CCC, Okano K, Ghosh SK, Lee YJ, Melero H, de los Angeles C, et al. Real-time fMRI neurofeedback reduces auditory hallucinations and modulates resting state connectivity of involved brain regions: Part 2: Default mode network-preliminary evidence. Psychiatry Res. 2020;284:112770.

Beck AT, Rush AJ, Shaw BF, Emery G. Terapia Cognitiva na Depressão. Porto Alegre: Artes Médica; 1997.

Boag S. Freud dream theory, dream bizarreness, and the disguise-censor controversy. Neuropsychoanalysis. 2006;8(1):5-16.

Bordoun BP, Vargas KFM. O cantar como um fenômeno psicopatológico em um caso de esquizofrenia resistente ao tratamento. Apresentação de caso clínico no XXXIX Congresso Brasileiro de Psiquiatria, outubro de 2022.

Brucki SMO, Caramelli P, Bertolucci PHF, Okamoto IH. Sugestões para p uso do mini--exame do estado mental no Brasil. Arq Neuropsiquiatr. 2003;61(3B):777-81.

Burish E, Wilcox MM, Pollard EM, Sims KN. Differentiating protective factors for transgender individuals who experience suicidality: The role of optimism as a mediator. Clin Psychol Psychother. 2023;30:702-13.

Caixeta M. Psiquiatria Clinica. São Paulo: Lemos Editorial; 2004.

Camacho EB, Chávez-León E, Uribe MPO, Jiménez AY, López ON. Los niveles de funcionamiento psicológico y los mecanismos de defensa. Salud Mental. 2010;33(6): 517-26.

Campbell RJ. Dicionário de Psiquiatria. 8ª ed. Porto Alegre: Artmed; 2009.

Canguilhem G. O Normal e o Patológico. 6ª ed. Rio de Janeiro: Editora Forense Universitária; 2009.

Castiglioni L, de Araújo Filho GM. Transtornos Mentais na Criminalidade: Análise Quantitativa do Sistema Carcerário e de Custódia no Brasil, Prevalência de Doenças Psiquiátricas e Perfil destas Populações. Psychiatry on line Brasil, vol. 25, nº 2, 2020.

Cheng W, Parker N, Karadag N, Koch E, Hindley G, Icick R, et al. The relationship between cannabis use, schizophrenia, and bipolar disorder: a genetically informed study. Lancet Psychiatry. 2023;10(6):441-51.

Cheniaux E. Manual de Psicopatologia. 2ª ed. Rio de Janeiro: Guanabara Koogan; 2005.

Conrad K. La esquizofrenia incipiente – Intento de um analisis de la forma del delírio. Madrid: Ed. Alhambra; 1963.

Dalgalarrondo P. Psicopatologia e Semiologia dos Transtornos Mentais. Porto Alegre: Artmed; 2000.

Dyck MS, Mathiak KA, Bergert S, Pegah S, Koush Y, Alawi EM, et al. Targeting Treatment Resistant Auditory Verbal Hallucinations in Schizophrenia with fMRI-Based Neurofeedback – Exploring Different Cases of Schizophrenia. Case Report. Front Psychiatry. 2016;7:37.

Ey H, Bernard P, Brisset C. Tratado de Psiquiatría. Version española. Barcelona: Toray-Masson; 1965.

Eysenck MW, Eysenck C. Inteligência Artificial x Humanos. Porto Alegre: Artmed; 2023.

feist J, Feist G, Roberts T-A. Teorias da personalidade. 8ª ed. Porto Alegre: Artmed; 2015.

Freeman TP, Craft S, Wilson J, Stylianou S, Elsohly M, di FortI M, Lynskey MT. Changes in delta-9-tetrahydrocannabinol (THC) and cannabidiol (CBD) concentrations in cannabis over time: systematic review and meta-analysis. Addiction. 2021;116(5): 1000-10

Freud A, Carcamo CE. El yo y los mecanismos de defensa (Vol. 3). Barcelona: Paidós; 1961.

Garner D, Garfinkel P. Socio-cultural factors in the development of anorexia nervosa. Psychol Med. 1980;10(4):647-56.

Goodwin FK, Jamison KR. Doença Maníaco-Depressiva. Transtorno Bipolar e Depressão Recorrente. Porto Alegre: Artmed; 2010.

Graeff FG, Guimarães FS. Fundamentos da Psicofarmacologia. 2ª ed. São Paulo: Atheneu Editora; 2012.

Hallett M, Aybek S, Dworetzky BA, McWhirter L, Staab JP. Functional neurological disorder: new subtypes and shared mechanisms. Lancet Neurol. 2022;21(6)537-50.

Hamilton LH, Brooks-Gunn J, Warren MP. Sociocultural influences on eating disorders in professional female ballet dancers. International Journal of Eating Disorders, 1985.

Harari YN. Uma Breve História da Humanidade – Sapiens. 49ª ed. Porto Alegre: L&PM; 2019.

Harris KM. Sexuality and Suicidality: Matched-Pairs Analyses Reveal Unique Characteristics in Non-Heterosexual Suicidal Behaviors. Arch Sex Behav. 2013;42(5):729-37.

Jack CR Jr, Bennett DA, Blennow K, Carrillo MC, Dunn B, Haeberlein SB, et al. NIA-AA Research Framework: Toward a biological definition of Alzheimer's disease. Alzheimers

Jaspers K. Psicopatologia Geral – Psicologia Compreensiva, Explicativa e Fenomenologia. 2ª ed. São Paulo: Livraria Atheneu; 1987.

Kandel ER, et al. Principles of Neural Science. 6th ed. New York: McGraw-Hill; 2013.

Kaplan HI, Sadock BJ. Compêndio de Psiquiatria – Ciência do Comportamento e Psiquiatria Clínica. 11ª ed. Porto Alegre: Artmed; 2016.

Knapp P, et al. Terapia Cognitivo-Comportamental na Prática Psiquiátrica. Porto Alegre: Artes Médicas; 2004.

Kraeplin E. A Loucura Maníaco-Depressiva. Rio de Janeiro: Forense; 2012.

Kraeplin E. A Demência Precoce. 1ª Parte. Lisboa: CLIMEPSI Editores; 2005.

Kraeplin E. A Demência Precoce – Parafrenias. 2ª Parte. Lisboa: CLIMEPSI Editores; 2005.

Louzã Neto MR, da Motta T, Wang Y-P, Elkis H. Psiquiatria Básica. Porto Alegre: Artes Médicas; 1995.

Meier MH, Caspi A, Knodt AR, Hall W, Ambler A, Harrington H, et al. Long-Term Cannabis Use and Cognitive Reserves and Hippocampal Volume in Midlife. Am J Psychiatry. 2022;179(5):362-74.

Modesti MN, Rapisarda L, Capriotti G, del Casale A. Functional Neuroimaging in Dissociative Disorders: A Systematic Review. J Pers Med. 2022;12.

Moura ME, Abdo RF (orgs.). Psiquiatria Legal. A Psiquiatria Forense nos Diversos Contextos Legais. Teoria e Prática. Curitiba: Editora Juruá; 2023.

Nardi AE, da Silva AG, Quevedo J (orgs.). Tratado de Psiquiatria da Associação Brasileira de Psiquiatria – ABP. Porto Alegre: Artmed Editora; 2022.

Organização Mundial da Saúde. Classificação de Transtornos Mentais e de Comportamento da CID-10. Porto Alegre: Artmed; 1993.

Organização Mundial de Saúde. https://www.who.int/pt. Acessado em 06 de fevereiro de 2023.

Orlov ND, Giampietro V, O'Daly O, Lam S-L, Barker GJ, Rubia K, et al. Real-time fMRI neurofeedback to down-regulate superior temporal gyrus activity in patients with schizophrenia and auditory hallucinations: a proof-of-concept study. Transl Psychiatry. 2018;8:46.

Paim I. Tratado de Clínica Psiquiátrica. 4ª ed. Rio de Janeiro: Editora Pedagógica e Universitária Ltda.; 1990.

Petrilli K, Ofori MS, Hines ML, Taylor G, Adams S. Association of cannabis potency with mental ill health and addiction: a systematic review. The Lancet Psychiatry, 2022.

Quevedo J, Izquierdo I (orgs.). Neurobiologia dos Transtornos Psiquiátricos. Porto Alegre: Artmed; 2020.

Quevedo J, Silva AG (Orgs.). Depressão ao longo da história. 2ª ed. Porto Alegre: Artmed; 2018. p. 7-28.

Rowland LP. Merrit Tratado de Neurologia. 9ª ed. Rio de Janeiro: Guanabara Koogan Editora; 1997.

Sá LSM Jr. Fundamentos de Psicopatologia – Bases do Exame Psíquico. Rio de Janeiro – São Paulo: Livraria Atheneu; 1988.

Sá LSM Jr. O Diagnóstico Psiquiátrico Ontem e Hoje. E amanhã? Rio de Janeiro: ABP Editora; 2010.

Schneider K. Psicopatología Clínica. Madrid: Fundación Archivos de Neurobiología; 1997.

Simões A. Aula de Psicopatologia – Introdução a Alguns Conceitos de Psicopatologia, Curso de Psicologia – FUNEDI/UEMG, Psicopatologia I – Aula 1: Introdução aos Conceitos da Psicopatologia (slideshare.net); 2012.

Sims A. Sintomas da Mente – Introdução à Psicopatologia Descritiva. 2ª ed. Porto Alegre: Artmed; 2001.

Solms M. Dreaming and REM sleep are controlled by different brain mechanisms. Behav Brain Sci. 2000;23:843-50.

Solms M. Freud returns. Sci Am. 2004;290:87-8.

Stahl SM. Stahl´s Essential Psychopharmacology. Neuroscientific Basis and Pratical Applications. 4th ed. New York: Cambridge University Press; 2013.

Tavares A, Zancanella E, Genta PR, PoyareS D. Medicina do Sono. Porto Alegre: ABP – Artmed; 2023.

Valentim Neto JG, Falavigna A. Neuroanatomia: tomo II. Porto Alegre: Ed. PUCRS; 2003.

Vesuna S, Kauvar IV, Richman E, Gore F, Oskotsky T, Sava-Segal C, et al. Deep posteromedial cortical rhythm in dissociation. Nature. 2020;586(7827):87-94.

Watters ER, Aloe AM, Wojciak AS. Examining the Associations Between Childhood Trauma, Resilience, and Depression: A Multivariate Meta-Analysis. Trauma Violence Abuse. 2023;24(1):231-44.

Wegner DM, Wenzlaff RM, Kozak M. Dream rebound: The return of suppressed thoughts in dreams. Psychol Sci. 2004;15:232-6.